図解 眠れなくなるほど面白い

自律神経の話

順天堂大学医学部教授
小林弘幸
Hiroyuki Kobayashi

日本文芸社

はじめに

「最近、疲れが抜けないし、なんだかしんどい……。」

「病院で検査してもわからない謎の不調がある……。」

そう感じている方に、是非この本を手に取って頂けたらと願っています。

何故なら、その疲れや辛い症状の原因が自律神経の可能性が高いからです。

そして、この乱れた自律神経を整えることによって、加齢に負けない健康で活き活きとした体を作ることが十分可能だからです。

「自律神経」は、よく運動神経と比較されますが、簡単に説明してみると「自分の意思で動かせない心臓や血の流れなどの動きを司る神経」のことです。

私たちがこの世に誕生してからいまこの瞬間にも、あたりまえのように働いており、1秒たりとも休むことがありません。

この働き者の「自律神経」は交感神経と副交感神経とで構成され、健康な人なら昼間に交感神経が強く働きアクティブに動いて、夜に副交感神経が強く働き、ぐっすりと眠れるようになっています。

冒頭であげた「疲れがとれない」「なんだか不調」という人の多くは毎日の生活習慣や食生活、ストレスなど様々な因果関係により双方の働き方が乱れており、朝は起きられない、夜なのに眠れないなどの困った状態を招きます。

本書では、この自律神経が乱れる仕組みや改善方法をイラストと共に説明し、健康な精神、体へと導く道しるべとなるべく「生活習慣」、「食生活」、「心の持ち方（メンタル）」、「運動」と４つの角度から自律神経を整える方法を紹介しながら構成しています。

心も体も実年齢より若々しくなれるかは自分次第。

是非、楽しみながらセルフプロデュースしてみましょう。

順天堂大学医学部教授　**小林 弘幸**

第2章 自律神経を整える生活習慣

第3章 自律神経を整える食生活

第4章 自律神経を整えるメンタル力

第1章

自律神経って
どんなもの？

病院に行っても解決しない謎の不調の正体

原因は自律神経の乱れにあり

「なんとなく気分が沈む」「何をするにも億劫《おっくう》に感じる」「ついイライラして怒りっぽくなる」……。忙しい日々に追われていると、そんな心の不調を感じる場面が数多くあります。ほかにも、めまいや頭痛、動悸《どうき》、肩こり、腰痛、冷えやむくみ、不眠といった不快な身体症状に悩まされている人も少なくないでしょう。病院で詳しく検査をしても特に原因が見つからない場合、これらの症状は「疲れ」として一括《ひとくく》りにされてしまいがちです。

しかし、疲れにも対処の必要な疲れと、そうでない疲れがあります。趣味のスポーツで思いきり体を動かした後に感じる心地よい疲労感は、体にとってプラスになる疲れといえます。一方で、**仕事や人間関係で強いストレスを受けると、たとえ肉体を酷使していなくても体がずっしりと重くなるような酷《ひど》い疲れを感じることがあります。問題となるのはこうした不快な症状を伴う疲れです。**

不快な症状を感じるとき、私たちの体ではどのような変化が起こっているのでしょうか。そのカギを握るのが「自律神経」です。怒りや緊張といった強いストレスに直面すると自律神経が乱れ、そのシグナルは冒頭に挙げたような不快な症状となって私たちの体に伝わります。「ストレスの多い毎日で体調が優れない」「年齢とともに体力や気力の衰えを感じる」……それらは自律神経の乱れにより引き起こされているのかもしれません。

強いストレスが自律神経を乱して不調の元凶に

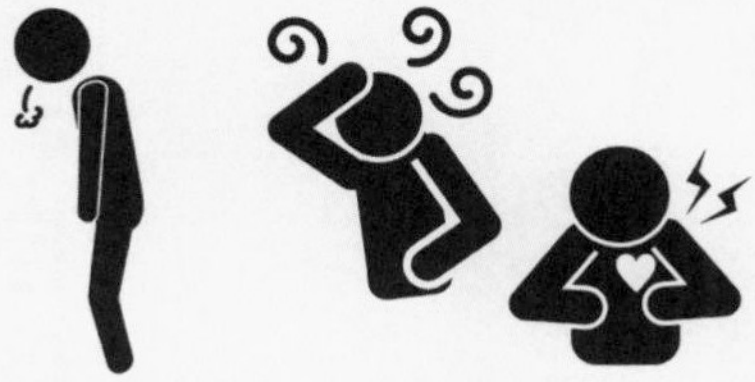
心の不調
体の不調

病院へ行っても特に病気ではないと診断されるような場合は、自律神経の乱れによる不調であることが多い

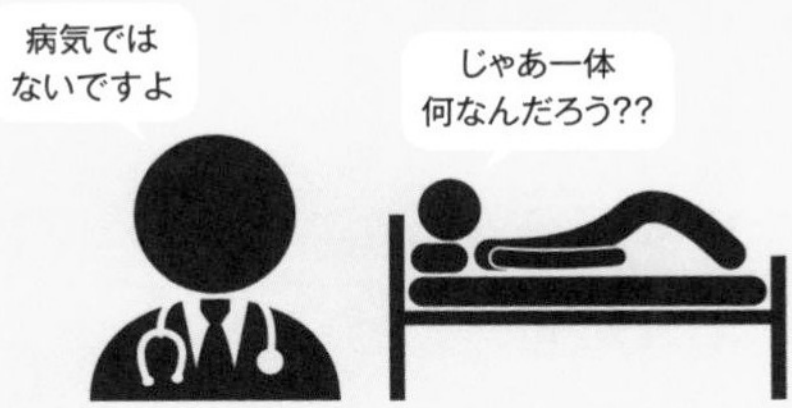
病気では
ないですよ
じゃあ一体
何なんだろう??

生活習慣や、食習慣などを改善していかないと将来、重大な病気の原因にもなりうる可能性が

ストレスや生活習慣で自律神経が乱れていく

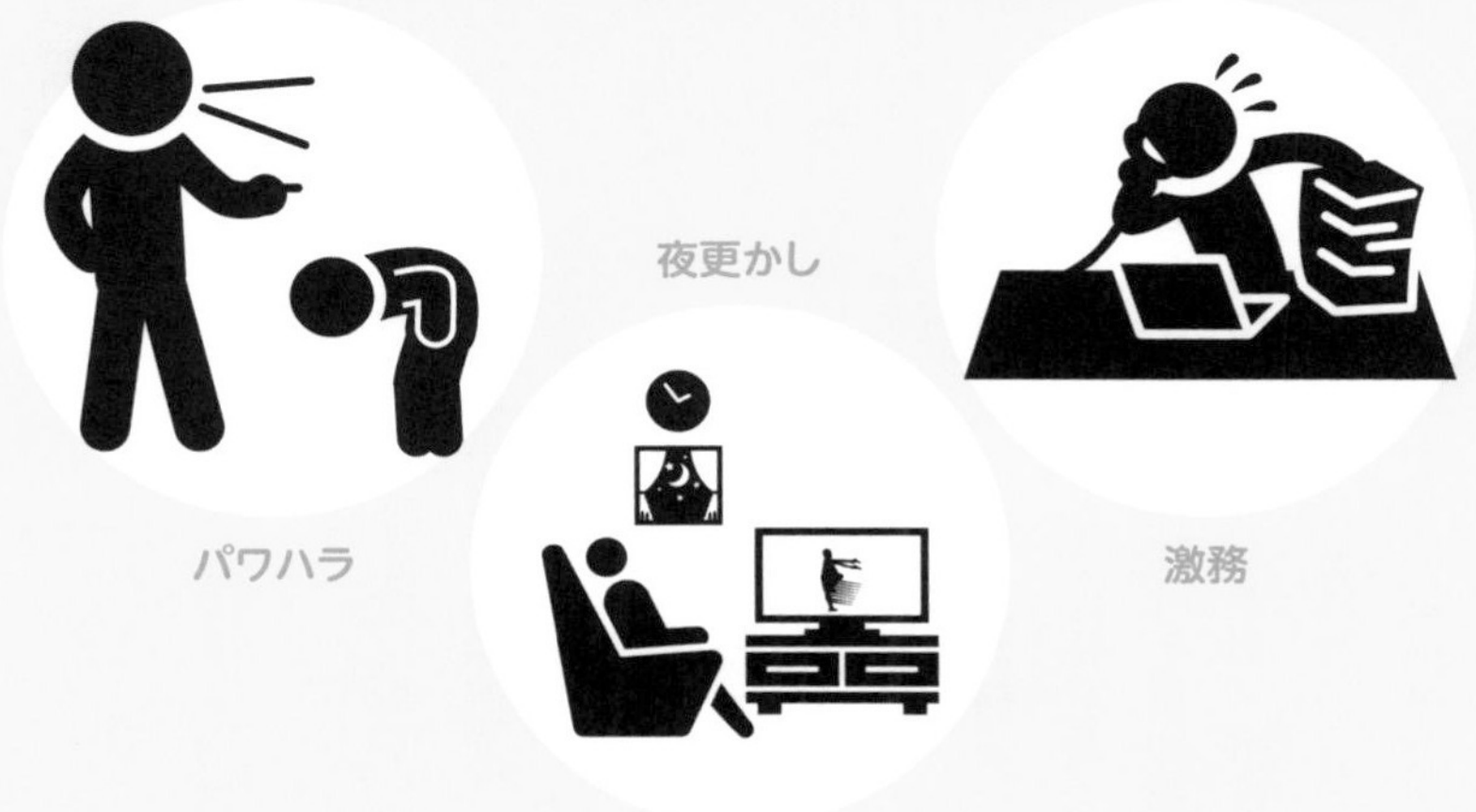
パワハラ
夜更かし
激務

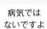

そもそも自律神経ってどんなもの？

血液の流れや内臓の動きを司る

「自律神経」の役割について解説する前に、まずは「神経」とは何かについて確認をしておきましょう。神経は脳と体の各器官が互いに情報を伝え合う〝道〟のようなもの。体の内側、外側からのあらゆる刺激は情報として神経を伝わって脳や体の各器官へと送られ、様々な動きや反応を引き起こします。私たちが痛みを感じるのも、埃《ほこり》っぽい場所でくしゃみが出るのも、情報が神経という道を通って伝わり合っている証拠なのです。

情報を伝える神経は大きく2つに分けられます。脳から脊髄へとつながる「中枢神経」と、そこから全身の隅々へと伸びる「末梢神経」です。さらに末梢神経は「体性神経」と「自律神経」とに分けられます。体性神経には感覚を伝える「知覚神経」と、手足などの筋肉を動かす「運動神経」があります。一方の自律神経は、内臓の働きや血液の流れなど、生命を維持するための機能を司っています。

自律神経は自分の意思でコントロールすることができません。心臓を動かして血液を全身へと送る、呼吸をする、食べ物を消化し栄養素を吸収する、暑いときに汗を出し、寒いときに体を震えさせて体温調節をする――これらはすべて自律神経の働きによって制御されているものです。起きているときも、眠っているときも、**私たちの意思に関係なく、体の機能を維持するために自律神経は24時間休みなく働き続けているのです。**

自律神経の位置づけ

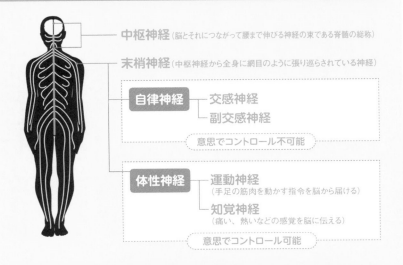

中枢神経（脳とそれにつながって腰まで伸びる神経の束である脊髄の総称）
末梢神経（中枢神経から全身に網目のように張り巡らされている神経）
自律神経
交感神経
副交感神経
意思でコントロール不可能
体性神経
運動神経
（手足の筋肉を動かす指令を脳から届ける）
知覚神経
（痛い、熱いなどの感覚を脳に伝える）
意思でコントロール可能

自律神経は自分の意思でコントロールできない

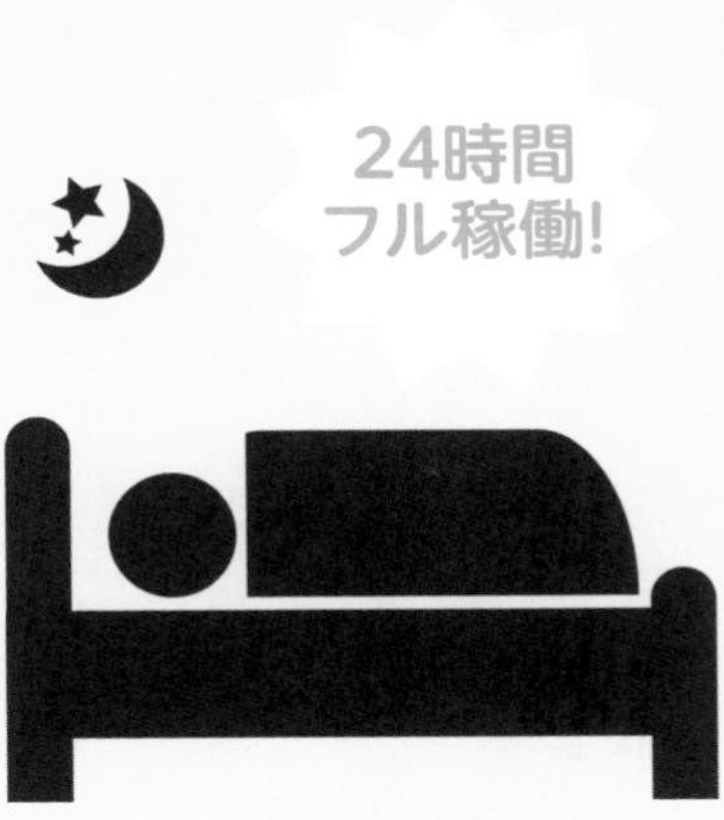

24時間
フル稼働!

寝ているときでも絶えず働き続ける

自律神経は自分の意思でコントロールしなくても24時間365日稼働しているため、睡眠中にも呼吸を続けられたり、体温を約36度に保ち続けられたりするのです。

ココロの不調は体の不調

自律神経を介してつながる心と体

　私たちの健康は、体を構成する約37兆個もの細胞の一つ一つがしっかりと機能することで守られています。この**細胞のエネルギーとなるのは十分な栄養と酸素。これらが足りないと細胞がきちんと機能せず、やがて全身のあらゆる器官に不具合が生じてしまいます。**とりわけ重要なのが脳。栄養や酸素の不足により脳細胞の働きが衰えると記憶力や判断力が低下するだけでなく、内臓や各器官の働きも鈍くなります。胃や腸の機能が衰えれば消化や栄養の吸収が悪くなり、下痢や便秘などの不調の原因に。さらに肌や髪、爪などの細胞の再生が滞ることで、美容面にも悪影響が及びます。

　こうした不調に見舞われないようにするには食事や呼吸によってとり入れた栄養と酸素を、一つ一つの細胞へしっかりと届けることが重要。その役割を担っているのが血液です。前項でも説明したとおり、血液の流れを司っているのが自律神経。自律神経を整えることで血液の流れがよくなり、全身の細胞の機能が活性化されるのです。

　そして自律神経には心の状態が大いに関係しています。**怒りや不安によって心が乱れると、自律神経のバランスも崩れて血流が悪くなります。**すると体にも様々な不調が現れてきます。つまり心と体は自律神経を介してつながっているということ。**心の状態がよければ自律神経のバランスも整い、体の調子も安定するのです。**

自律神経は脳と各臓器をつなぐライフライン

自律神経は、脳と各臓器をつなぐという重要な役割を持っており、生命維持に重要なもの。ライフラインと言っても過言ではありません。

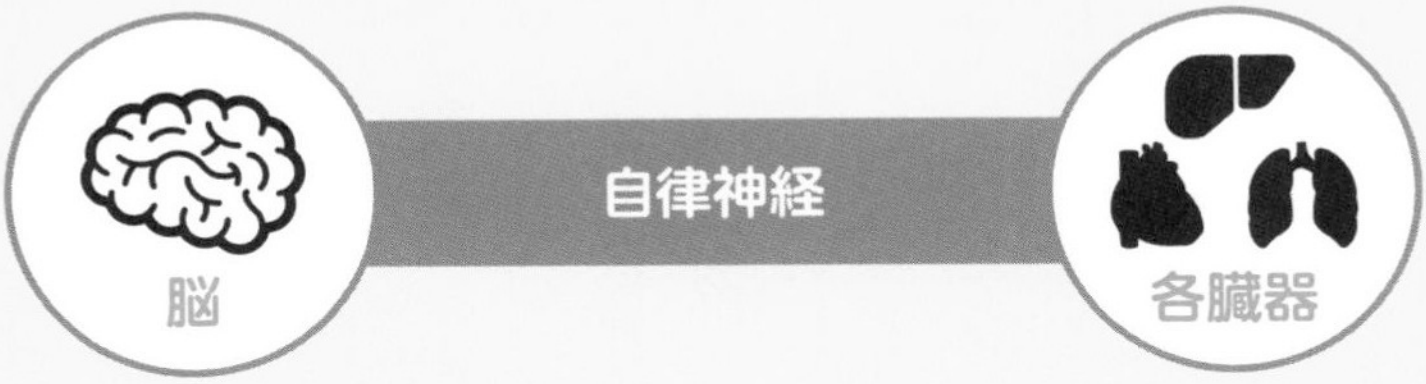
自律神経
脳
各臓器

臓器とは…　消化器や胃などの内臓を含めた体全体の器官の総称

自律神経が整っていれば心身ともに健康になる

自律神経は、体中をめぐる血流をコントロールしています。自律神経が整っているということは、血流がよく「健康である」という証でもあります。

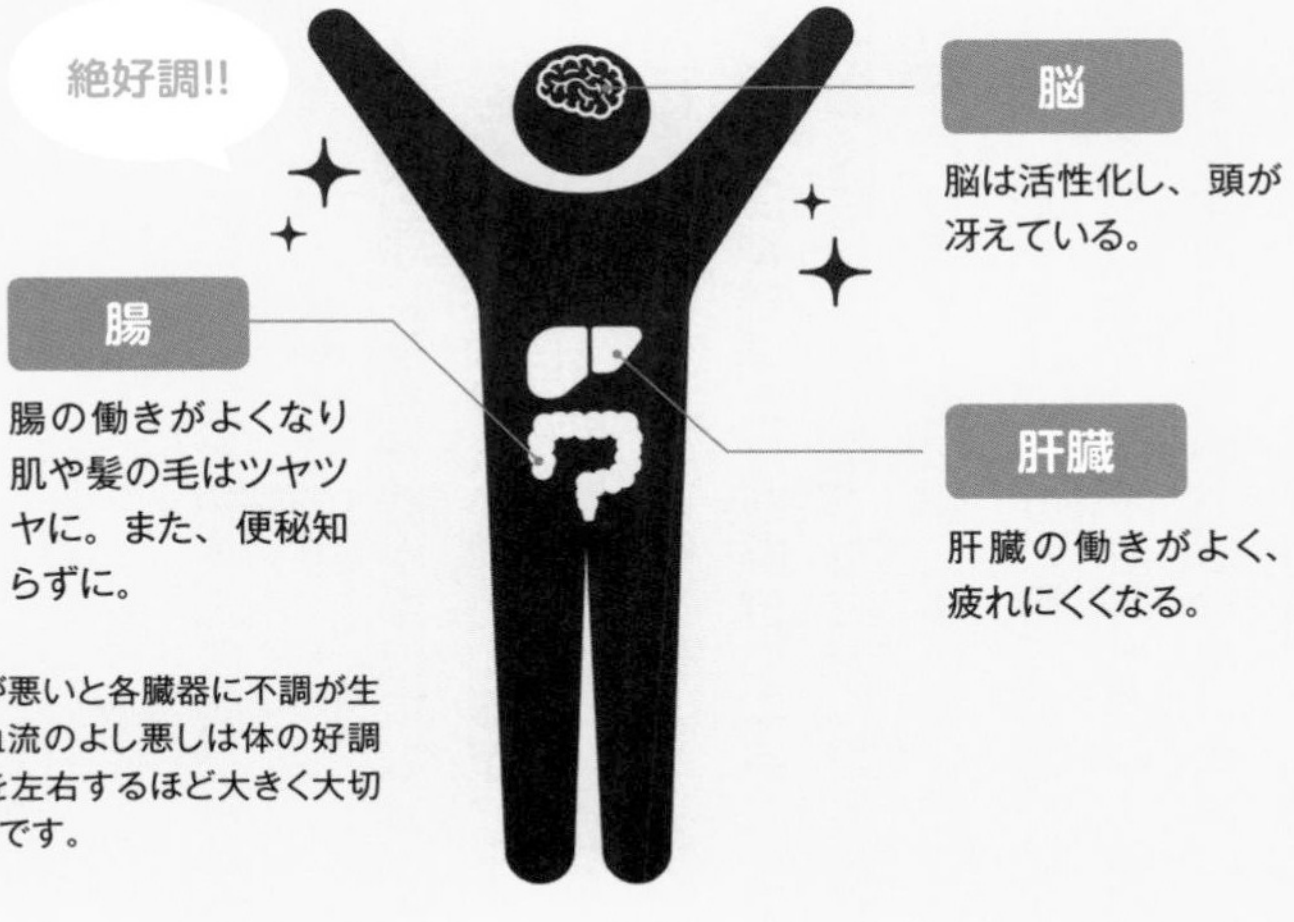
絶好調!!
脳
脳は活性化し、頭が冴えている。
腸
腸の働きがよくなり肌や髪の毛はツヤツヤに。また、便秘知らずに。
肝臓
肝臓の働きがよく、疲れにくくなる。

逆に血流が悪いと各臓器に不調が生じます。血流のよし悪しは体の好調か不調かを左右するほど大きく大切なものなのです。

交感神経と副交感神経の役割とは？

体を操縦するアクセルとブレーキ

自律神経は「交感神経」と「副交感神経」とに分けられます。私たちの体を車に例えた場合、アクセルの役割をするのが交感神経、ブレーキの役割をするのが副交感神経です。交感神経が優位になると血管が収縮し、心拍数と血圧が上昇。心身ともに興奮状態となり、まさにアクセルを踏み込んで前進しようという態勢になります。一方で、副交感神経が優位になると血管がゆるみ、心拍数や血圧が低下します。興奮にブレーキがかかり、リラックスした状態になるのです。このように体にとって正反対の役割を持つ2つの神経が交互に働くことによって、動くべきときには動き、休むべきときには休むという、生き物本来のメリハリある活動が可能になっているのです。

通常、人間は日中に交感神経が優位になり、夜は副交感神経が優位になります。ところが、不規則な生活習慣、仕事や人間関係のストレスなど様々な原因により、現代人の自律神経のバランスは乱れがち。交感神経ばかりが優位になると、全身の血流が悪くなり、いつまでも心身の興奮状態が続くことになります。逆に副交感神経の優位な状態が続くと、意欲が上がらず、無気力感や疲労感を招きやすくなります。アクセルとブレーキのどちらか一方が優位になるのではなく、両者のバランスが適切に保たれることで初めて、人間という車は快調に走ることができるというわけです。

自律神経には「交感神経」と「副交感神経」の2つがある

自律神経

体をアクティブに
交感神経
- 活動時
- ストレスを受けたとき

体をリラックスさせる
副交感神経
- 休憩時
- 睡眠時

1日を通して、必ずどちらかが優位になっています。

交感神経と副交感神経は、どちらも高いレベルを維持できると最強

ストレスを感じると交感神経は過剰に優位になり、副交感神経は働きが悪くなって、様々な病気を引き起こします。逆に、副交感神経が優位になりすぎると、免疫力が高まる半面、アレルギーが発症しやすくなるなど問題がおこります。大切なのはトータルでのパワーバランスです。

◆ 副交感神経を高めるには

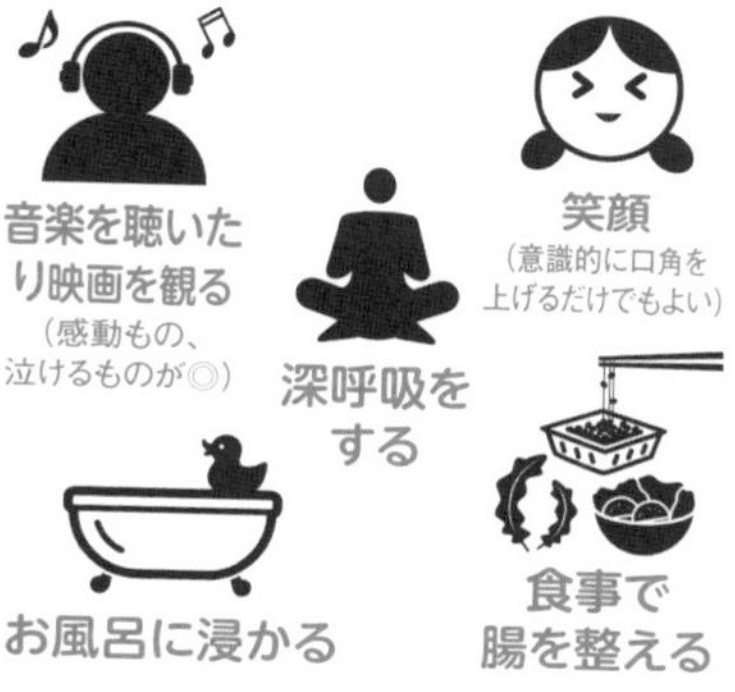
音楽を聴いたり映画を観る
(感動もの、泣けるものが◎)
笑顔
(意識的に口角を上げるだけでもよい)
深呼吸をする
お風呂に浸かる
食事で腸を整える

◆ 交感神経を高めるには

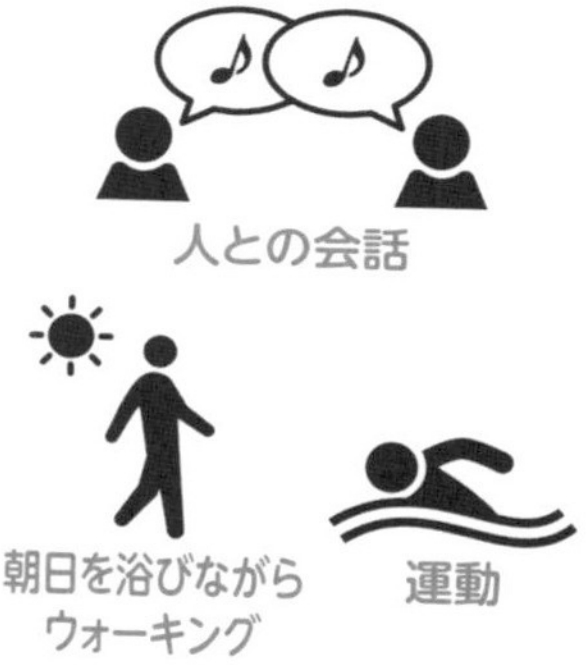
人との会話
朝日を浴びながらウォーキング
運動

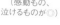

自律神経の乱れによる不調の種類

重大な病気へと発展するおそれも

アクセルである交感神経とブレーキである副交感神経。両者がしっかりと機能していることが「自律神経の整った状態」です。一方で、それぞれが正しく機能していないと、「自律神経の乱れた状態」になります。

自律神経の乱れは、体や心に様々な辛《つら》い症状を引き起こしますが、その主な要因となるのが血流の悪化です。交感神経が過剰に高まると血管が収縮し、血液の流れが悪くなります。さらに副交感神経の働きが低下していると血流が改善されず、脳や内臓にまでダメージが及びます。

身体的な不調では、**だるさや疲れやすさをはじめ、血の循環が悪くなることによる頭痛や肩こり、内臓機能の低下による便秘や下痢、肌荒れなどが挙げられます**。免疫力が低下し、風邪や感染症にもかかりやすくなります。長期的には血管の収縮が続くことによる高血圧、血液がドロドロになり血管内皮が傷つくことによる**動脈硬化**、**さらにはそこから血栓が生じて脳梗塞や心筋梗塞など、命に関わる重大な病気につながるおそれもあります**。

精神的な不調ではイライラしやすくなったり、やる気が低下したり、不眠や過眠といった睡眠の異常が現れることもあります。

これらは「この程度の症状」と軽く見てはいけません。自律神経の乱れが、やがては恐ろしい病気へと発展してしまうかもしれないのです。

自律神経の乱れは精神的・肉体的ダメージ大

交感神経と副交感神経は、どちらも過剰に優位になりすぎると精神的にも肉体的にも不調が生じてきます。特に現代人に多い交感神経の過剰優位は、免疫力と体力両方の低下につながり、様々な病を引き起こす要因となります。

自律神経が乱れると……

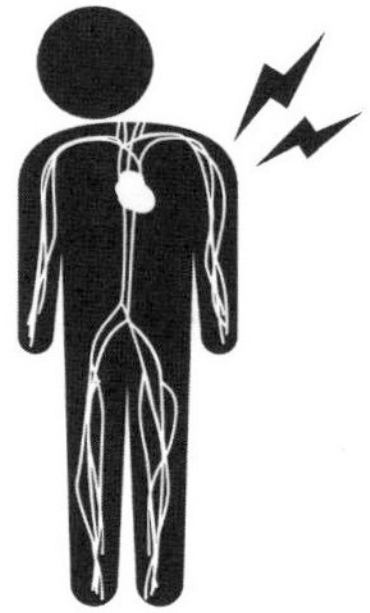

血管が収縮して血流が滞り
血液がドロドロに

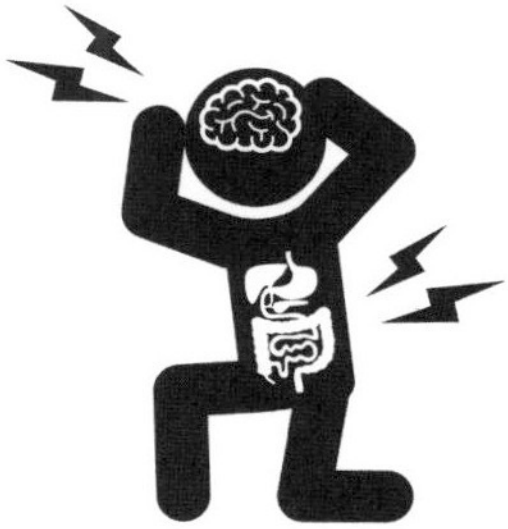

脳や内臓が
ダメージを受ける

精神的な不調

- 不安
- やる気がでない
- 不眠　・イライラする
- 集中力低下
- 情緒不安定

身体的な不調

- 頭痛　・動悸
- 息切れ　・めまい
- 肩こり　・便秘
- 疲れやすい
- 冷え　・倦怠感
- 息苦しさ
- 手足のしびれ

謎の腰痛は心配事が無くなれば治る可能性も

血流悪化が痛みを引き起こす

多くの人が一度は経験したことがある腰痛。特に重いものを持ったわけでもなく、腰に負担がかかることをしていないのに腰痛を患った経験はありませんか？　例えば、病院へ行っても原因がわからない慢性的な腰痛。これは自律神経が影響しているかもしれません。

イライラしたり、緊張やストレスが続いたりすると、交感神経が優位に働き血管が収縮して血流が悪くなります。通常は、夕方から夜にかけてはリラックスして副交感神経が優位になりますが、緊張状態が続いて交感神経が高まったままだと血管は収縮したまま。長時間血流が滞ってしまい、痛みへとつながるのです。腰痛だけではなく、人によっては頭痛や肩こり、全身のだるさなど、様々な不快な症状を引き起こします。

もし、**原因不明の痛みに見舞われたら、心にストレスや心配事を抱えていないか考えてみましょう。思い当たった場合は、まずは体を休めてリラックスすること。**寝る前に軽くストレッチをしたり、ゆっくり時間をかけて入浴したりといったことや、不規則な生活をやめてしっかり睡眠をとることも重要。一時的な自律神経の乱れなら、このような対処法で改善できるはずです。自律神経が整えば、血流もよくなって脳の働きも向上します。物事を冷静に判断し、自然とストレスや心配事を前向きに転換できるようになるのです。

謎の痛みはストレスによる血流悪化が原因かも

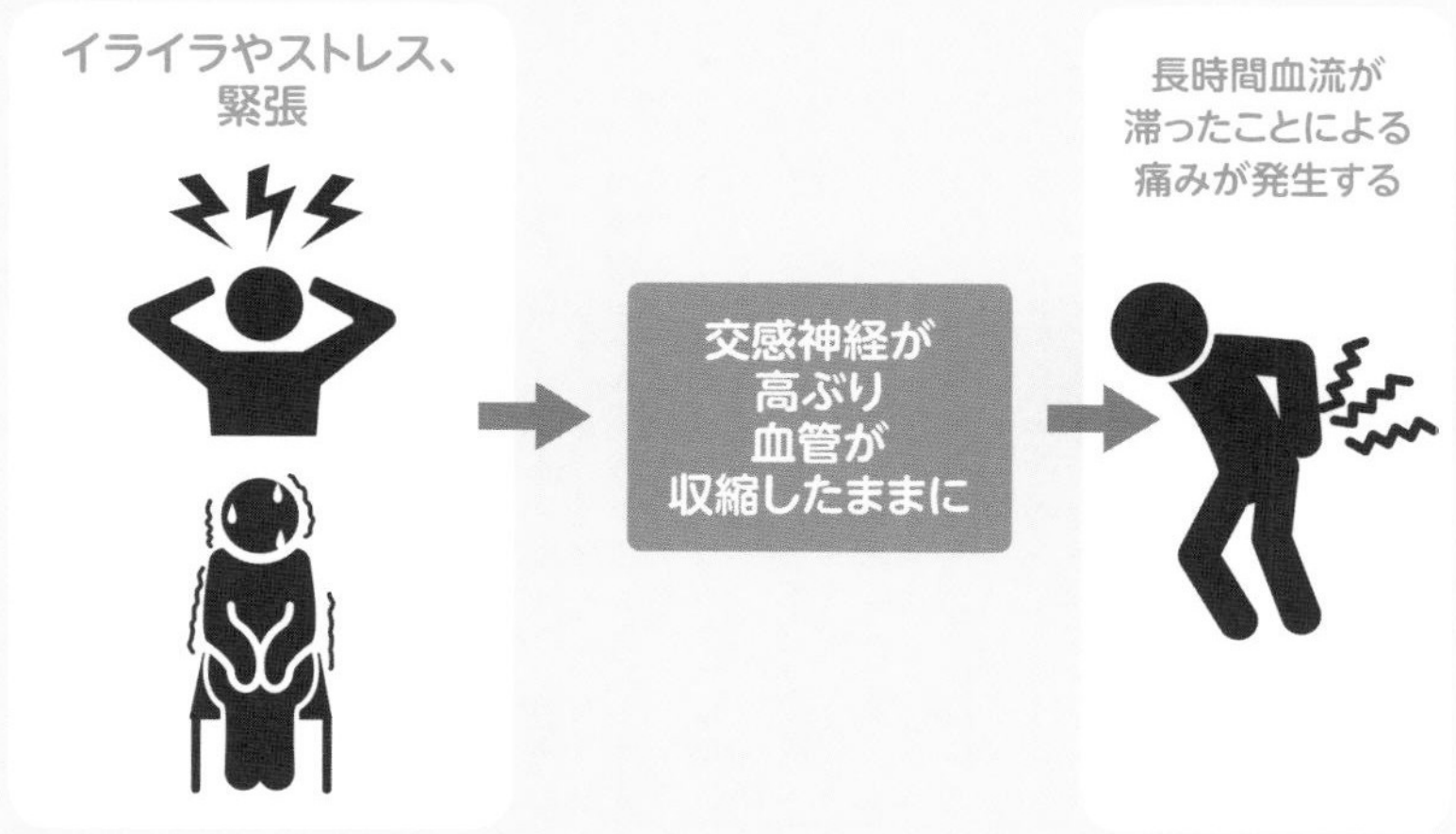
イライラやストレス、
緊張
交感神経が
高ぶり
血管が
収縮したままに
長時間血流が
滞ったことによる
痛みが発生する

原因不明の痛みがあるときは……

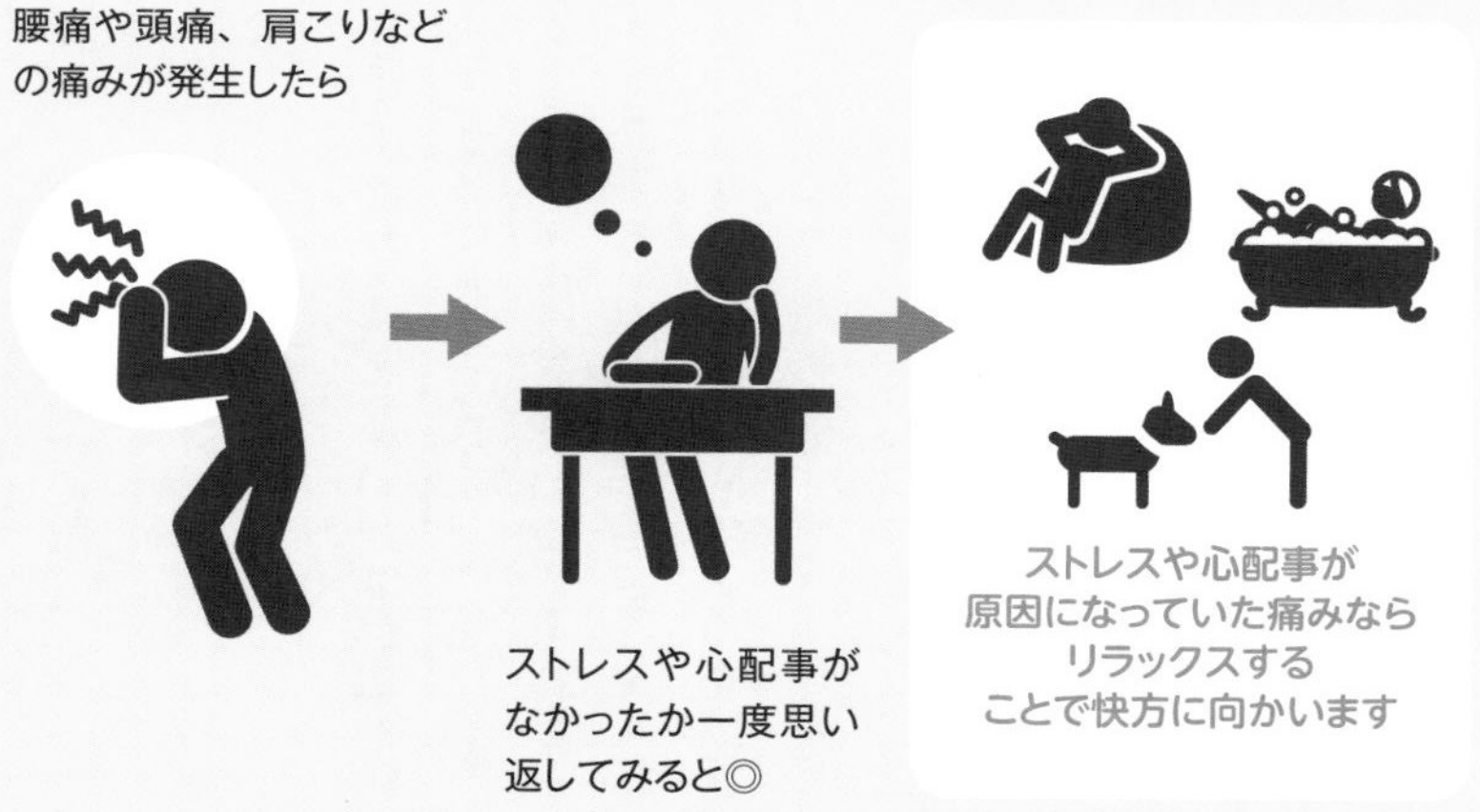
腰痛や頭痛、肩こりなど
の痛みが発生したら
ストレスや心配事が
なかったか一度思い
返してみると◎
ストレスや心配事が
原因になっていた痛みなら
リラックスする
ことで快方に向かいます

「自律神経の乱れ」と「うつ」の大きな違い

自律神経の乱れは体の不調

めまいや倦怠感《けんたいかん》、肩こり、腰痛、頭痛、動悸などで受診すると「自律神経失調症」という診断名がつけられることがあります。これは正式な病名ではなく、自律神経の乱れが原因と考えられる上記の「症状」を指し、これらの症状はあるが、特に身体に異常がみられない場合に用いられます。

この自律神経の乱れは女性の場合、特に出産後のホルモンバランスの乱れによって起こることが多いです。状況や家庭の事情によって受診するのはなかなか難しいかもしれませんが、産後体に違和感を感じたときは我慢せず専門医に相談できると身体的にも精神的にも楽になるでしょう。

自律神経失調症かそうでないかは自律神経外来で測定すればすぐに判断できます。特に異常がないことがわかると不思議と安心して不調が治ってしまう患者さんも沢山います。一方、**うつ病は、脳内の神経伝達物質の分泌異常によって症状が現れる心の「病気」で、精神エネルギーが著しく低下している状態です。**ストレスや過労などによる自律神経の乱れから発症することが多いのですが、他にも様々な要因があり、一概には言えません。

うつ病は珍しい病気ではありません。気分が沈んだままで、体が思うように動かない、生きていることが苦しいと感じるような場合は、迷わずメンタルクリニックでの治療をおすすめします。

自律神経の乱れは体の不調、うつ病は心の病気

自律神経の乱れ

体も心も病気ではない

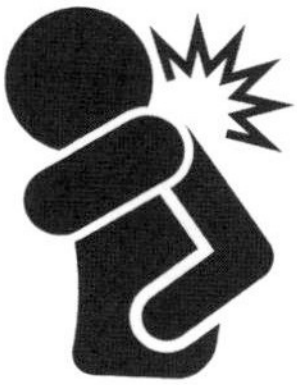

身体の主な症状

・めまい　・倦怠感　・眠れない
・腰痛　・動悸　・冷え　・頭痛

うつ病

心の病気

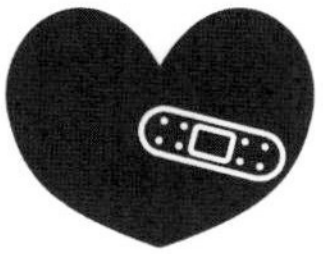

身体の主な症状

・何に対しても興味がわかない
・不安感や絶望感が強い
・自分を責める　・自殺願望がある
・さらに、左記の自律神経が乱れたときの症状も出やすい

女性は産後のストレスやホルモンの乱れで自律神経が乱れやすい

産後は生活環境がガラッと変わったり、育児による過労や寝不足により大きなストレスを感じることと、出産による女性ホルモンバランスの乱れによって自律神経が乱れやすくなります。

こんな悩みも発端に

・おっぱいがでない　・義母に気を使う
・夫が育児の大変さをわかってくれない

↓

**一人で悩まずに
身近な人に相談しよう**

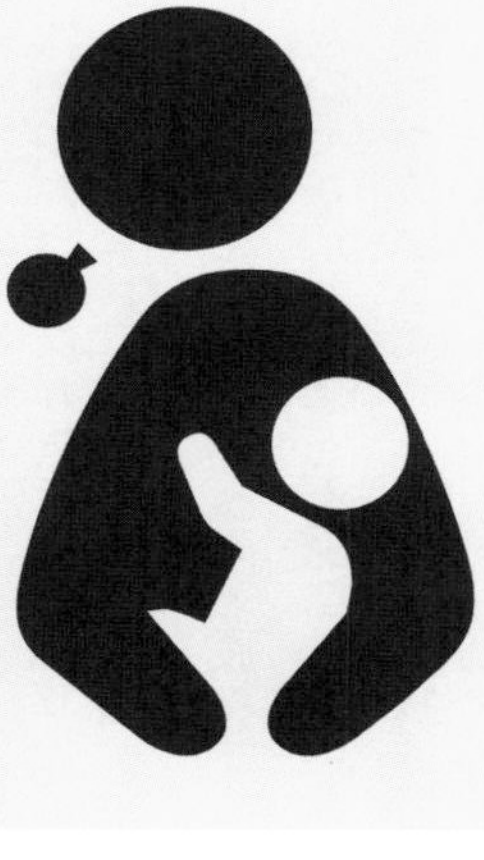

自律神経が乱れ始める年齢がある

男性30代、女性40代から機能が低下

自律神経の乱れを引き起こすのは、ストレスや不規則な生活習慣ばかりではありません。**加齢も自律神経の働きに大きく影響すると考えられています。**10～20代の若い頃は副交感神経の働きが高いため、多少の無理や夜更かしをしても、ひと晩休めば疲れをリセットすることができます。ところが我々のデータでは男性では30代、女性では40代くらいになる頃から急激に副交感神経の働きが衰え始め、交感神経優位の状態に偏りがちになっていきます。交感神経が優位になると血流が悪くなり、全身の機能が低下してしまうことはすでに説明のとおり。**男性では大体30代半ば頃から神経や筋肉に十分な栄養が供給されにくくなり、体力や筋力の衰えが目立ち始めます。**事実、男性トップアスリートの引退も、この年代の前後に集中。副交感神経の衰えが身体機能に影響を及ぼしていることは明らかです。**女性では40代以降、心身に様々な不調を感じやすくなります。**のぼせやめまい、動悸やイライラといった更年期特有の症状は、この時期にホルモンバランスが大きく変化することにより起こると考えられています。

集中力や判断力が衰えたり、休んでも疲れがとれなかったりといった加齢による不調には、自律神経が大きく関わっています。年齢を重ねれば自律神経の乱れは必ず起こるものと考えて、早めに対策をとっておくことが必要です。

男性は30代、女性は40代で自律神経機能が低下し始める

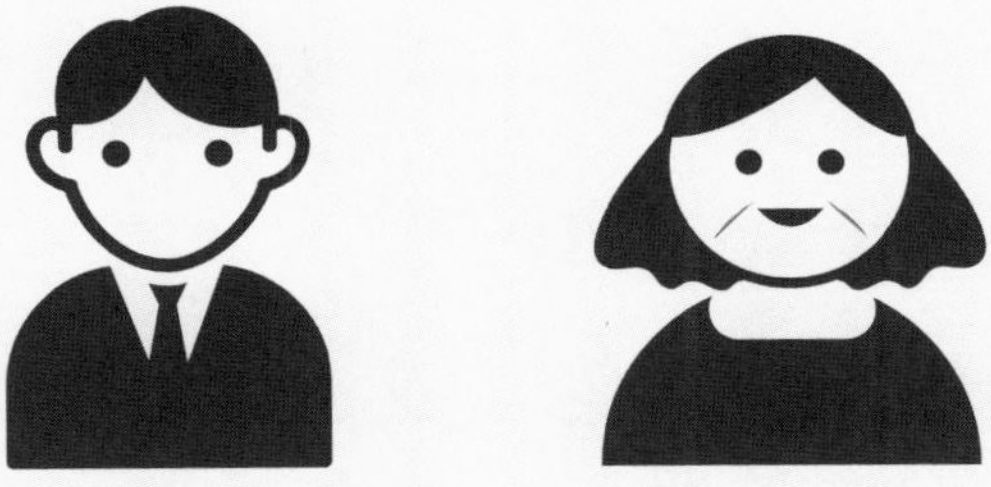

男性は30代以降　　女性は40代以降

交感神経は年齢を重ねても、さほど低下はしませんが、副交感神経は急激に低下する年齢が男女それぞれにあるという事がわかっています。それが男性なら30代、女性なら40代ころから。もちろん人によって個人差はありますが、この頃の年代から血流が悪くなり、筋肉や脳の働きが鈍くなります。また、疲れやすさも顕著になってきます。

若い頃は副交感神経が強く働いている

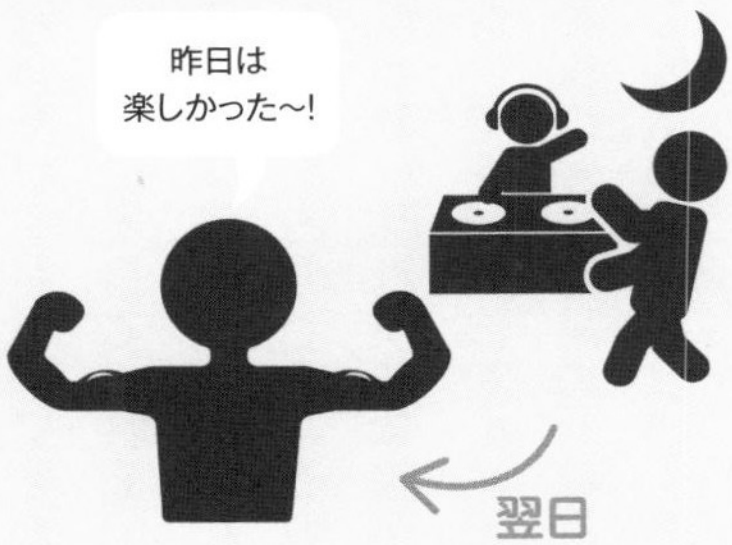

男性30代、女性40代以降

副交感神経が急に衰えてしまい、若い頃と同じように夜更かしししてしまうと次の日に疲れがまったく抜けていないまま過ごすことになってしまいます。

10～20代

若い頃の驚くべき回復力は、副交感神経が強く働いてくれていたおかげ。自律神経が多少乱れてしまっても、すぐに副交感神経がリカバリーしてくれます。

年齢より老けて見えるのには理由があった

自律神経が整うと若返る!?

昔と比べて疲れやすかったり、同じような生活をしていても肌荒れが気になったり、今まで気にならなかった些細なことにイライラしてしまったりという状態を「年のせい」と思う方もいるでしょう。しかし、その一方で同じ年齢を重ねていても見た目も若々しく、健康でアクティブに過ごせている人が多いのも事実。

その違いの理由には自律神経が大きく関わっています。自律神経が整うと胃腸の調子がよくなり、栄養素を十分に吸収できるため、血液の質が上がり肌や髪にツヤが出ます。吸収されなかった栄養素が脂肪として蓄積することもありません。つまり、**自律神経のバランスがいい人は、見た目も、体の中身も実年齢よりも若々しくいられるのです。**

我々のデータでは男性は30代以降、女性は40代以降に自律神経のトータルパワーが10年で15%ずつ下がっていきます。若いうちは多少無理をして自律神経が乱れても、副交感神経がリカバリーして正常な状態に戻してくれていましたが、加齢によって副交感神経が低下するため、簡単にリカバリーできなくなるのです。そのため、年齢を重ねていくなかで、乱れがちな自律神経を整える努力が必要なのです。具体的には、下がってしまった副交感神経の働きを高めることが大切。免疫力低下に伴う病気の発症を食い止めるだけでなく、老化も遅らせることができます。

自律神経のバランスがいいと実年齢よりも若く見える

自律神経が整っていると、質の良い血液が体の隅々まで行き届くので健康状態が良好で見た目にも若々しく、内面もハツラツとします。

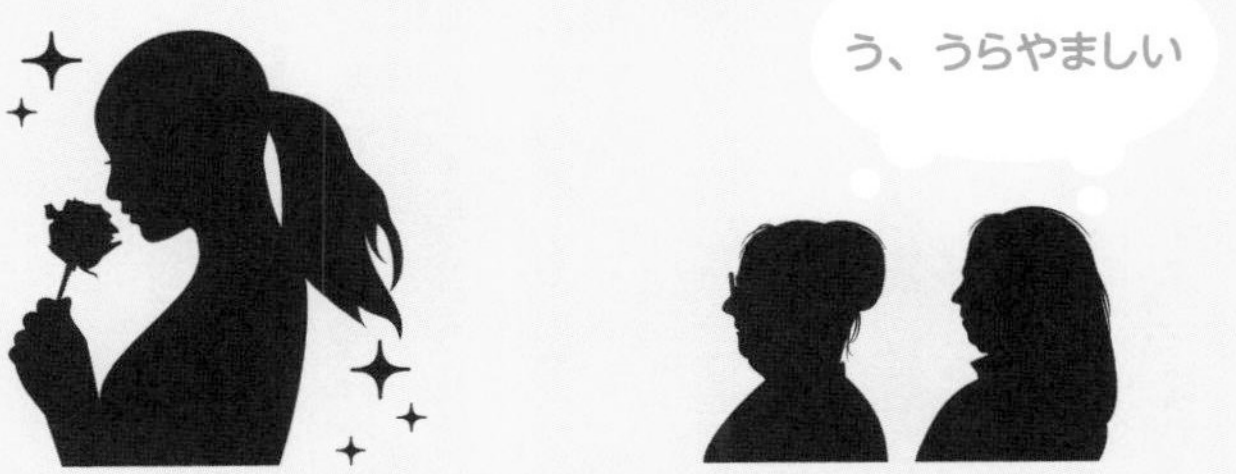
う、うらやましい

最近太った…なんだか体調がすぐれないという方は、自律神経をしっかりと整えてみて。中年以降も若々しく元気に過ごしましょう。

自律神経が整うと若返る理由

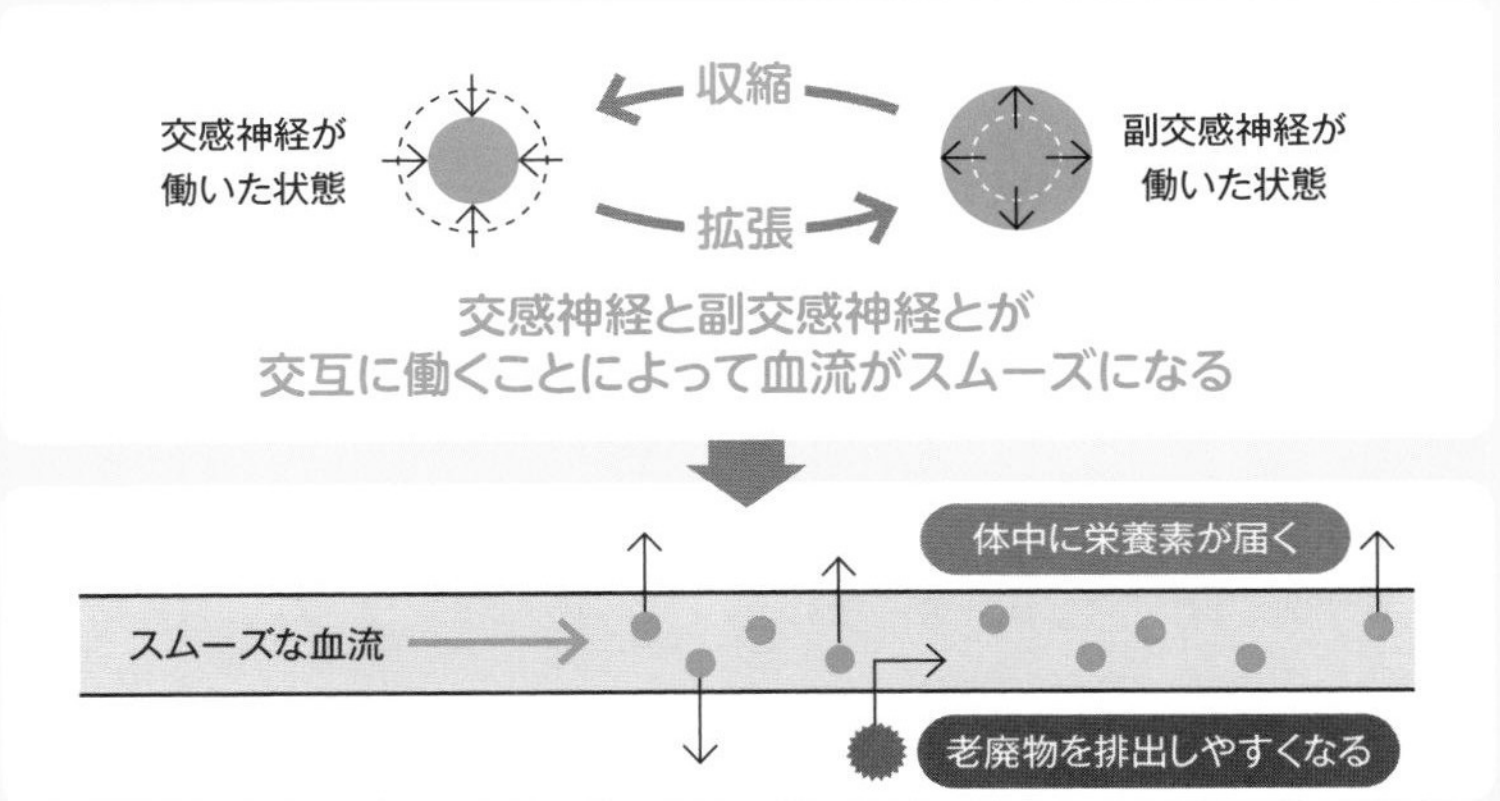
交感神経が働いた状態
収縮
拡張
副交感神経が働いた状態
交感神経と副交感神経とが交互に働くことによって血流がスムーズになる
体中に栄養素が届く
スムーズな血流
老廃物を排出しやすくなる

血管は交感神経が強く働いているときに収縮し、副交感神経が強く働いているときに拡張します。どちらもバランスよく働くことで収縮と拡張を繰り返し、体中の隅々まで血液が行き渡り脳をはじめ体中に栄養素がしっかり届くため、肉体的にも精神的にも若々しくいられます。

自律神経を整える最強の方法

自律神経に働きかける3つの基本

この章の初めのほうで**「自律神経は自分でコントロールできないもの」**と解説をしました。しかし、**直接的なコントロールが無理でも、自律神経のバランスが整うよう働きかけることは可能です。**

そこで、まず見直したいのが生活習慣。生活リズムを規則正しくすることにより、自律神経の働きも整ってきます。睡眠不足や夜更かしは交感神経を高める原因になるので禁物。また食生活の乱れにも注意が必要です。食事の時間が不規則だったり、栄養バランスに偏りがあったりすると、自律神経のバランスも崩れやすくなります。

運動も効果的です。緊張や怒りで交感神経が高まっているときは、ストレッチなどの軽い運動をするだけでも血流がよくなり、肩こりなどの不調が改善されます。逆にやる気が出ないときは、背筋を伸ばし、手を大きく振って早足で歩くと交感神経が適度に高まり気持ちも前向きになれます。

さらにメンタルケアも重要。過度なストレスがよくないのはもちろんですが、まったくストレスがない状態も自律神経を乱す原因になります。適度なストレスとうまく付き合い、プラスに利用することで自律神経の安定を図りましょう。

生活習慣、適度な運動、メンタルケア。いずれも私たちが健康を守るうえで欠かすことのできない基本です。これらを見直すことが、自律神経のバランスを整えることへとつながっていくのです。

自律神経を整えるのに効果的な3つのアプローチ

心臓を止めたり、動かしたり、はたまた血流をアップさせたり……と自律神経の仕事は自分の意思でコントロールするのは不可能ですが、バランスが乱れないように間接的に予防することは可能です。

効果的な方法は3つ。正しい生活習慣と適度な運動とメンタルケアです。

❶正しい生活習慣

規則正しい生活やバランスのとれた食生活を心掛けていれば、自律神経は整ってきます。

まずは、早起きして朝食を食べることから始めましょう。夜更かし、過度の飲酒、喫煙はNGです。（第2、3章参照）

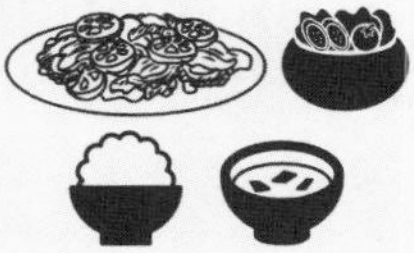

❷適度な運動

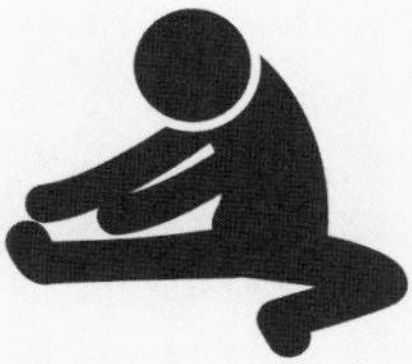

ウォーキングやストレッチなど、深呼吸をしながらでもできるような軽い運動が効果的。
ランニングなどの激しい運動は逆に交感神経を高めすぎてしまう可能性があるので要注意です。（P.116参照）

❸メンタルケア

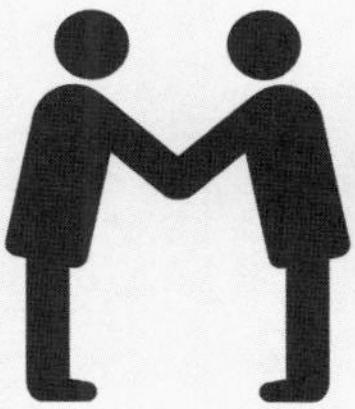

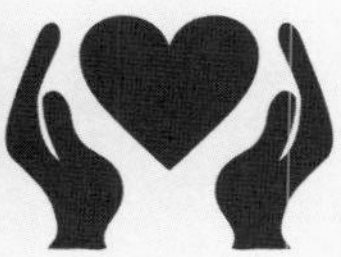

強いストレスは交感神経を急激に高めてしまい、全体のバランスも乱してしまいます。
しかし、ストレスのない生活は残念ながら難しいので、上手に付き合う方法をマスターしましょう。（第4章参照）

あなたはどのタイプ？自律神経4タイプ

「1：1」のバランスが理想的

交感神経と副交感神経のバランスは人それぞれ。必ずしもどちらか一方が優位になるわけではなく、両方の働きが高い人もいれば、逆に両方が低い人もいます。具体的には次の4タイプに分かれます。

①交感神経と副交感神経ともに高い

交感神経の働きにより高い集中力や適度な緊張感を持ちながら、副交感神経の働きによる落ち着きやリラックス感も保っている状態。まさに心身ともに絶好調といえる状態です。

②交感神経が高く、副交感神経が低い

ストレスを抱えている人に多いタイプ。交感神経が緊張や興奮を呼び起こし、副交感神経によるブレーキも利かないため焦りやイライラを感じやすくなります。血流が悪くなることで、健康状態にも悪影響が生じます。

③交感神経が低く、副交感神経が高い

アクセルが踏み込めずやる気や集中力が発揮できません。ブレーキの利きも強すぎるので、眠気やだるさ、抑うつ状態に陥りがちです。

④交感神経と副交感神経ともに低い

自律神経の有効な働きが失われている状態で、活動自体が困難になります。

交感神経と副交感神経は①のようにどちらも高く「1：1」のバランスで働くのが理想的。②や③のように「1：1.5」以上の差が生じると、心身に不調が現れやすくなります。

自律神経のタイプは4つに分けられる

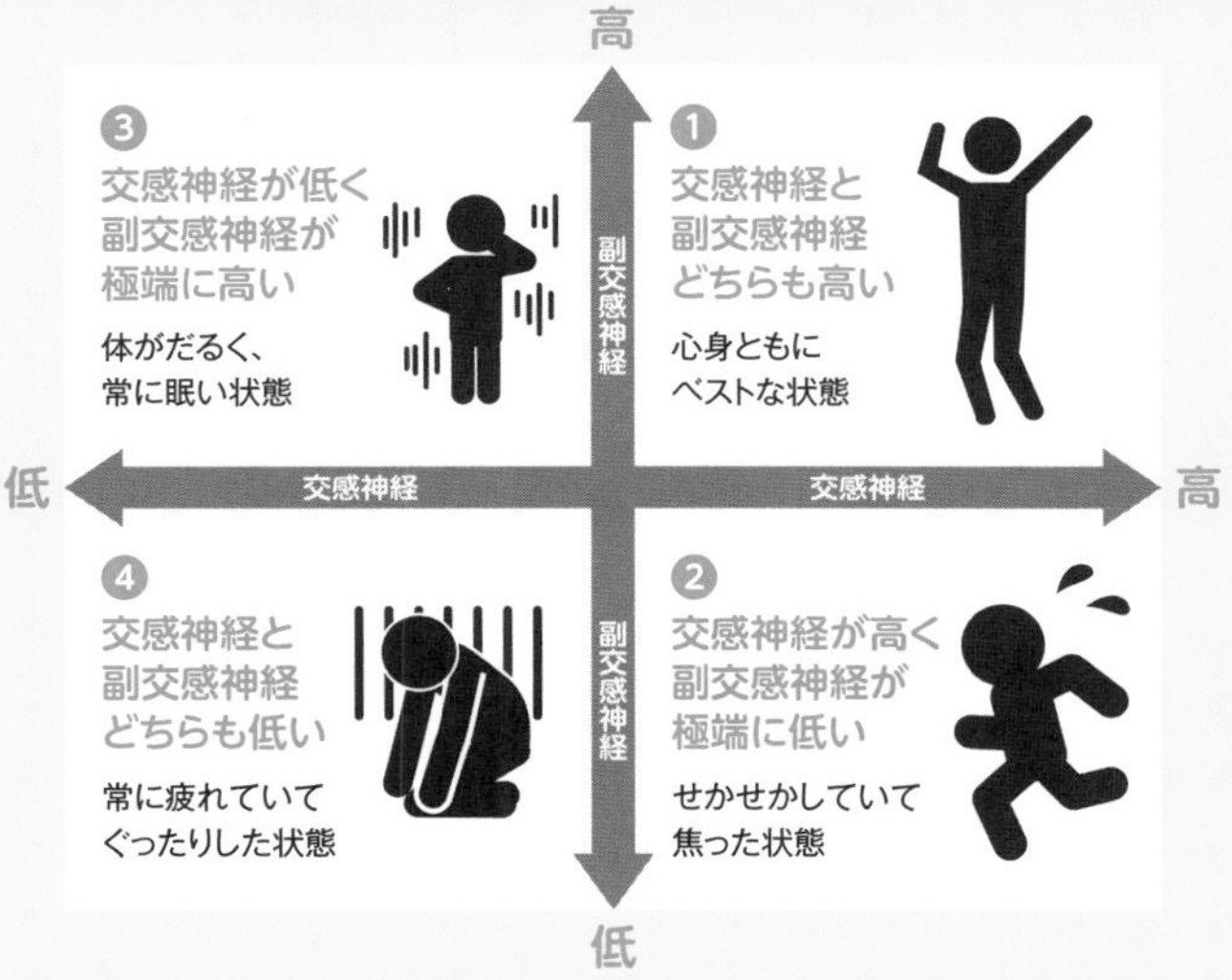

交感神経、副交感神経どちらも極端に低いと病気の発症リスクあり

❷の交感神経が高く副交感神経が極端に低いタイプは、ストレスが多い現代人に最も多いタイプ。いつもイライラしているので、血流が悪くなり免疫力が低下しているため、感染症や様々な病気へのリスクが高まります。

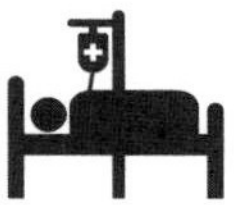

❸の交感神経が低く副交感神経が極端に高いタイプは、高すぎる副交感神経のため、アレルギー発症率が高い上、うつになるリスクも抱えています。

❹の交感神経と副交感神経どちらも低いタイプはやる気や覇気がなく、いつもぐったりとした状態です。

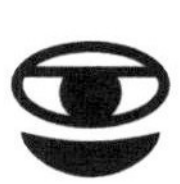

自律神経をセルフチェックしてみよう

自分の自律神経の状態は大丈夫？

病院で診てもらって特に問題はないと診断されても、「朝すっきり起きられない」「何事にも疲れやすかったり、イライラする」「風邪を引きやすいうえ、なかなか治らない」「なんだかやる気がおきない」など、なんとなく不調を抱えている現代人はとても多いもの。そういった不調の多くは、自律神経バランスの乱れが原因かもしれません。自律神経は体にとって重要な役割を持っており、そのバランスが崩れると体や心に多大な影響を及ぼしてしまいます。

自律神経の乱れからくる不調は人によって様々ですが、自分の自律神経が乱れているかは、簡単に確認することができます。

左のチェックリストは自律神経の乱れからくるありがちな症状を16項目にまとめたものです。自分に当てはまると感じるものにチェックを入れてください。**この自覚症状のうち、一つでも当てはまり、その状態が慢性的に続いているようであれば、自律神経が乱れている可能性が高いといえます。**この自律神経の乱れが慢性的に続くと「自律神経失調症」という名前がつきます。

P.56では、スマートフォンのカメラ機能を使って、簡単に自律神経を測ることができるアプリを紹介しています。自分の自律神経の状態をより詳細に確認したい方はアプリをダウンロードしてみてください。

\ 自分でできる /
自律神経セルフチェックシート

以下の16項目で、当てはまるものはありますか?

- □ すぐ疲れる
- □ やる気が出ない
- □ 風邪をひく回数が多い
- □ むくみが気になる
- □ 頭痛がある
- □ いつも不安
- □ 気が散漫になりやすい
- □ 理由もなくイライラしやすい
- □ 手足が冷たい
- □ 肩が凝っている
- □ 緊張しやすく、ストレスを受けやすい
- □ 腰痛がある
- □ いくら寝ても疲れがとれない
- □ 思考力、決断力が低下した気がする
- □ お腹の調子が悪く、便秘か下痢の症状がある
- □ 肌は乾燥気味、髪はパサパサしている

一つでも当てはまればすでに自律神経が乱れている可能性があります。また、チェックした数が多ければ多いほど自律神経の乱れ度が大きい可能性が高いです。

column

同じ痛みが続いたときは

病院に行くほどでもないような痛みや咳などが2〜3日ほど続いたあとに何事もなかったように治ってしまった経験は誰にでもあるでしょう。しかし、こういった小さな痛みといえども何日間も続いた場合は病院へ行って受診や検査をすべきです。初めは小さな痛みでも、後々大きな痛みに変わることもありますし、重病の可能性も出てくるからです。この、病院へ行くか行かないかの判断の目安は「2週間」が境目。これ以上痛みが続くようなときは病院へ行きましょう。自律神経の乱れによっておこる痛みは2週間以上続きません。

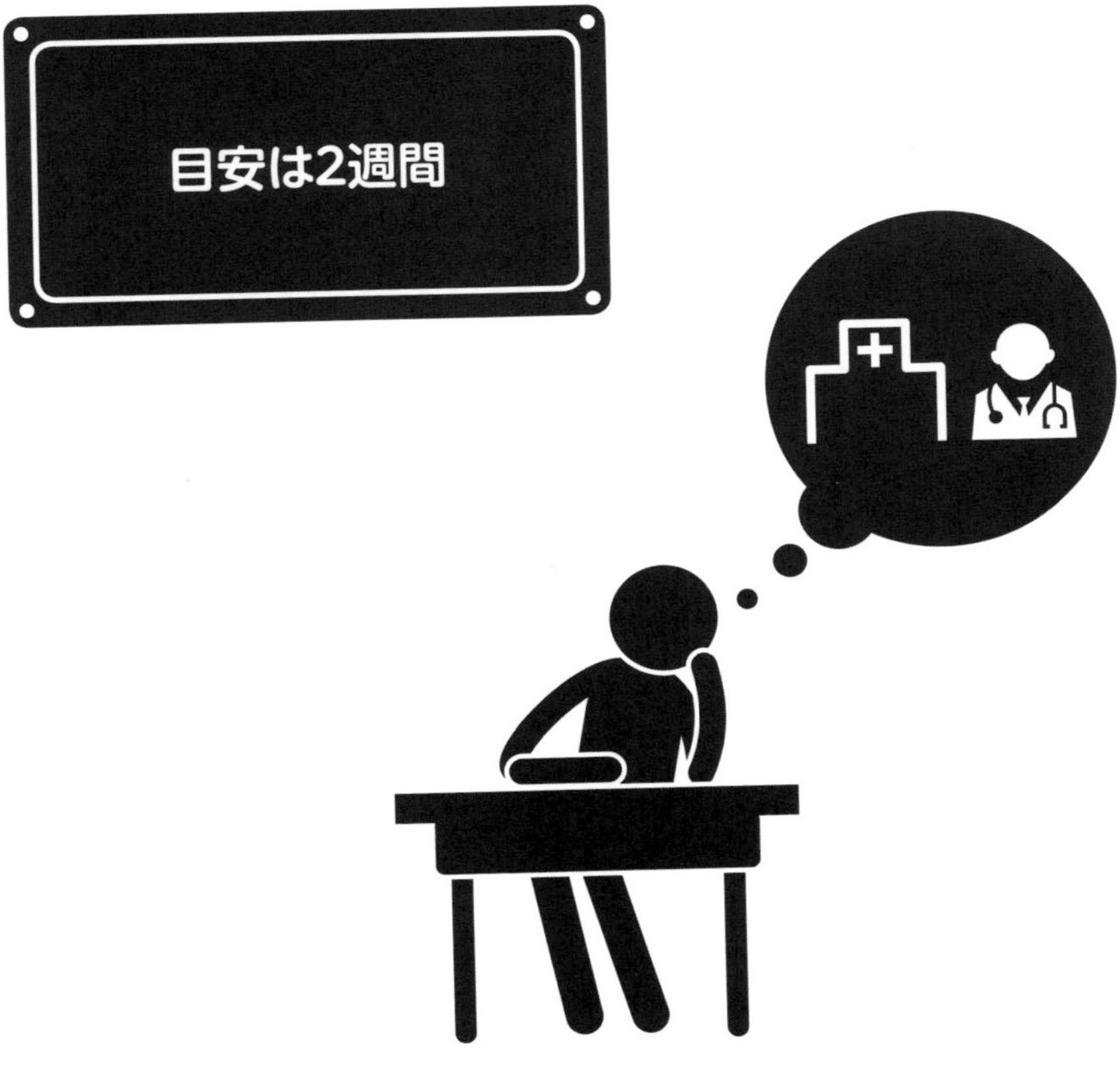

第2章

自律神経を整える生活習慣

「病気」のネット検索が新たな「病気」をつくる

「病気」をつくる「サイバー心気症」とは

誰しも一度は体の不調の症状をネット検索したことがあると思います。最初は、軽い気持ちで検索したのに、思いもよらない重病の可能性があるという記事を読んでしまい不安になったことはありませんか？

例えば、腰に不快感を覚えて「腰　違和感」などと検索してみたときに「がん」などの症状と一致していたら……。あらぬ心配が一気に沸き上がり、頭の中が病気のことでいっぱいになってしまうでしょう。こういった**インターネットやテレビなどに氾濫する様々な情報にまどわされて心を病んでしまうことは「サイバー心気症」と呼ばれています。**ひどい場合は自分が病気だと思い込み、体に痛みとして症状が出てくることまであります。

病院へ来院する患者さんのうち、実際に病名がつくような方は1割ほどで、残りの9割の患者さんは特に疾患のないような体調不良の場合がほとんど。病気の検索をして心を病んでしまうくらいなら、すぐに病院へ向かうほうが賢明です。本当の病気なら早期に治療を開始できるし、そうでない場合は、心の安堵《あんど》を得ることができます。

病院へかかる目安としては、体の不調が2週間続くような場合。短期間の不調なら質のよい睡眠をとり、正しい入浴やストレッチなど本書で紹介する自律神経を整える方法で改善することがほとんどです。

体の不調はネット検索してはいけない

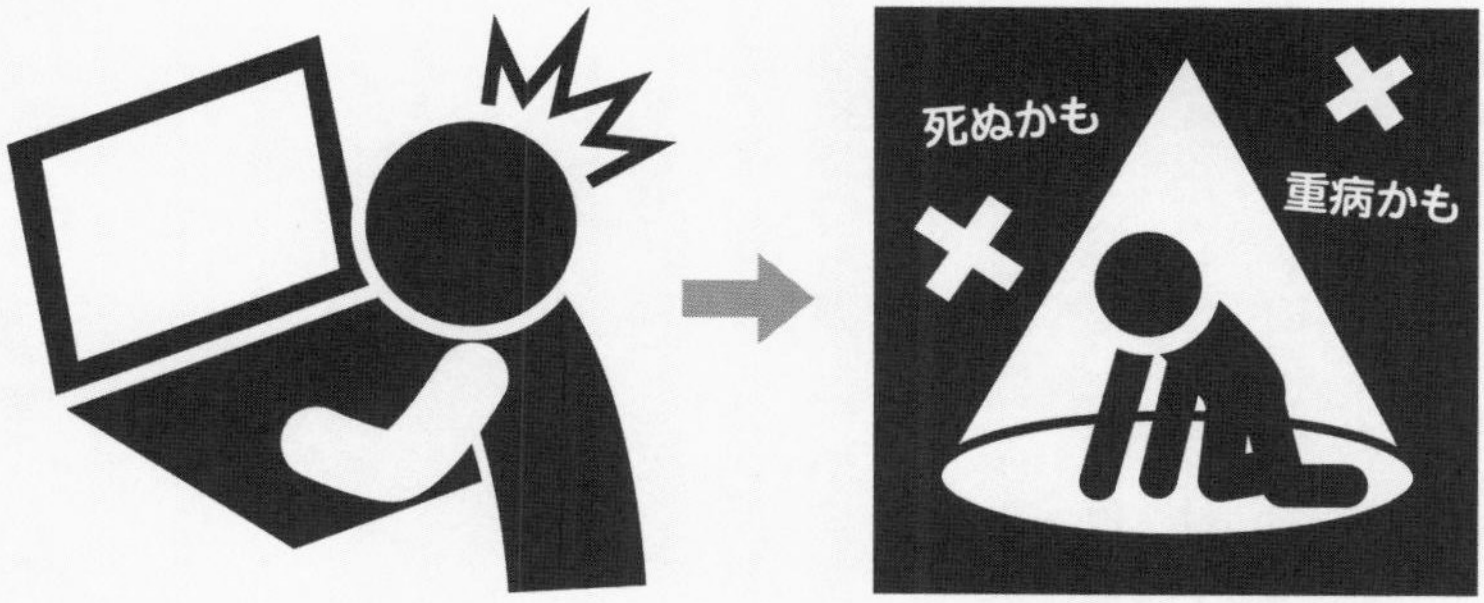

インターネットの情報の中には知らなくてもよかった病気の名前も出てきてしまいがち

一度、自分が病気かもしれないと疑いを持つとどんどん不安が募り、検索も加速

体の不調は2週間を目安に判断を

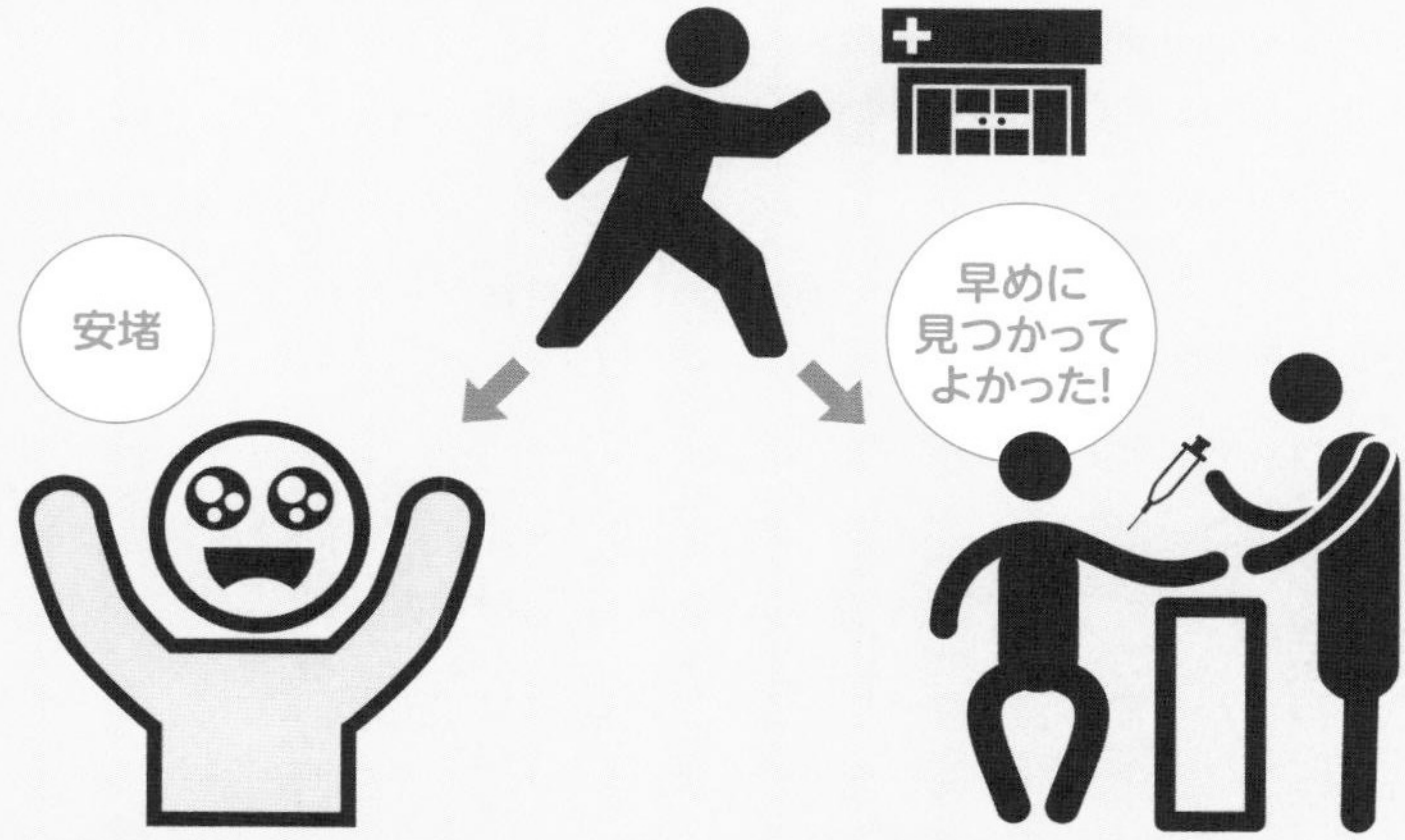

病気ではなかったら…

病気だったとしても…

自律神経のリズムは時間帯によって変化する

規則正しい生活で体内時計を正常に

朝になると目が覚め、夜には眠くなるという体のサイクルは、私たちに備わっている「体内時計」によって管理されています。体内時計は自律神経のリズムとも密接につながっています。**日中は交感神経が優位になり、夜は副交感神経優位へと切り替わるのが自律神経の正常なリズム。**これが体内時計とリンクすることで、昼には活発に動くためにアクセルが、夜はしっかりと休むためにブレーキがかかるようコントロールされています。

ところが、夜更かしをしたり、朝寝坊をしたり、食事の時間がバラバラだったりといった不規則な生活を続けていくと、自律神経のリズムも乱れてしまいます。交感神経と副交感神経の切り替えがスムーズに行かなくなり、朝になってもすっきり起きられない、深夜になってもなかなか寝つけないといった不快な症状が現れてきます。さらに、**人間の体内時計の周期は1日約25時間で、地球の自転周期である1日24時間とわずかなズレがあります。通常であればそのズレを修正しながら体のサイクルを保てるのですが、不規則な生活が続くと体内時計のズレも大きくなり、自律神経がますます乱れる悪循環に陥ってしまうのです。**

交感神経が活発になる朝にはしっかりと目を覚まし、副交感神経がピークになる深夜にはぐっすり眠れるよう、規則正しい生活リズムを心がけることが自律神経を整えるための基本といえます。

理想的な自律神経のリズムと乱れた自律神経のリズム

理想的な自律神経のリズム

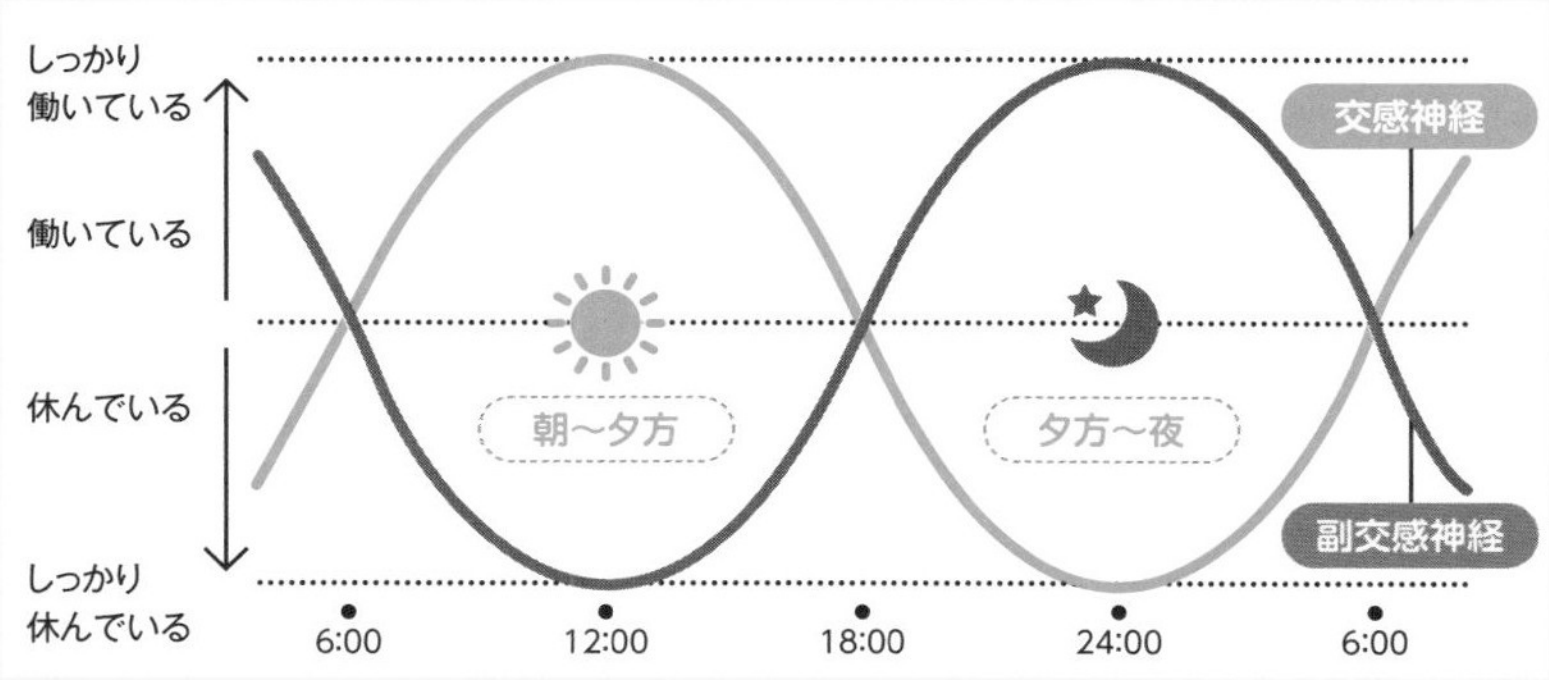

理想的な自律神経のリズムは昼間に交感神経が、夜間に副交感神経がしっかりと働く状態。この「しっかりと働く」という点が大切であって、中途半端な働きだと全体の乱れにつながってしまいます。

乱れた自律神経のリズム

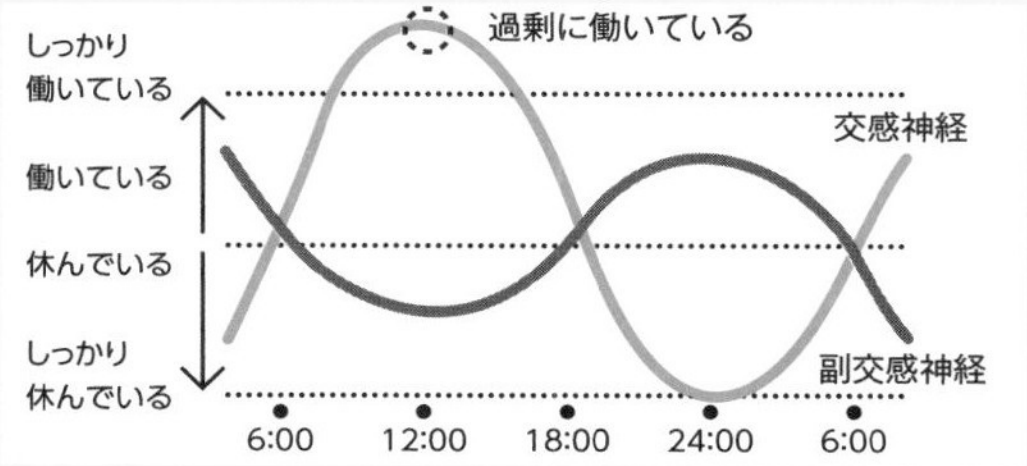

アンバランス型

交感神経が日中に働きすぎると、全体の自律神経のバランスが崩れてしまう。また副交感神経が働きすぎた場合も同じです。

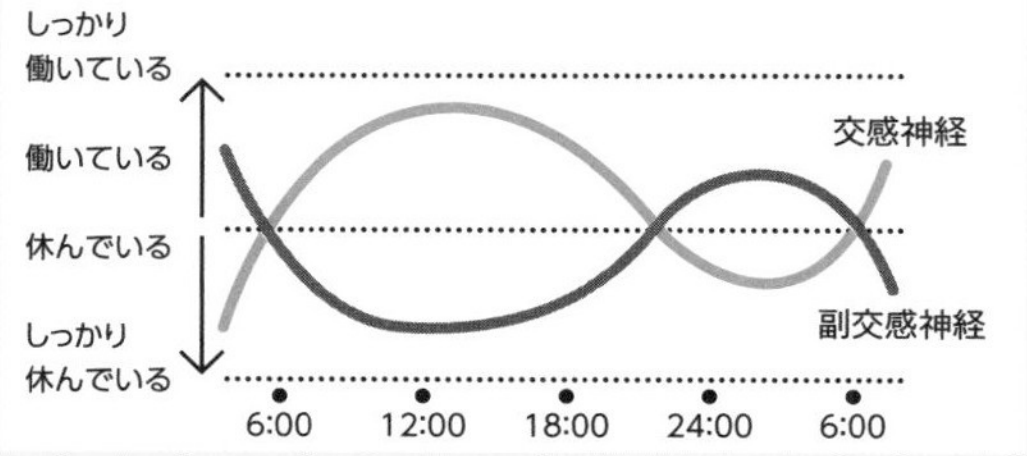

トータルパワー不足型

自律神経の働きが全体的に弱いこのタイプも最近増えてきています。無気力、やる気の低下が危惧されます。

自律神経が整う最高の朝の過ごし方

焦らずゆったり過ごすのがポイント

　自律神経を安定させたまま1日を過ごすには、朝の過ごし方がとても重要です。夜中にピークを迎えた副交感神経は、明け方にかけて徐々に低下し交感神経優位へと移行していきます。しかし、朝の時間を慌ただしく過ごしてしまうと、副交感神経が一気に低下。自律神経のバランスが乱れ、緊張や興奮を1日中引きずることになってしまいます。そうならないためにも、朝の時間の過ごし方には、心がけておきたいいくつかのポイントがあります。

　いちばんの基本は、バタバタしなくて済むよう30分早く起きること。焦ったりイライラしたりせず行動できるので、自律神経が乱れにくくなります。忘れ物や遅刻の防止にもなり一石二鳥です。

　次に目が覚めても急に起き上がらず、ベッドに入ったままストレッチを行うこと。血流を促し、全身をゆっくり目覚めさせる効果があります。

　ベッドから出たらカーテンを開けて朝日を浴びましょう。太陽の光は副交感神経と交感神経のスイッチを入れ替える役割を果たします。

　そして欠かせないのが朝食。**朝食をとると腸が動き出します。腸のぜん動運動は副交感神経と直結しており、自律神経を安定させてくれます。**もちろん夜は早めにベッドに入って十分な睡眠をとることも重要。自律神経のバランスを整えて、1日を快調にスタートさせましょう。

理想的な朝の過ごし方

時間ギリギリで起床し、バタバタと過ごす朝では副交感神経が一気に低下してしまい、1日中興奮と緊張した状態が続いてしまい、これだけで1日が台無しになってしまうと言っても過言ではありません。いつもより30分早起きをして、1日の流れを逆転させましょう。

❶いつもより30分早起きをする

➡この30分が心に余裕を生みます。

❷起きたら布団の中でストレッチをする

➡これで自律神経の睡眠モードから起きるモードへのスイッチが入りやすくなります

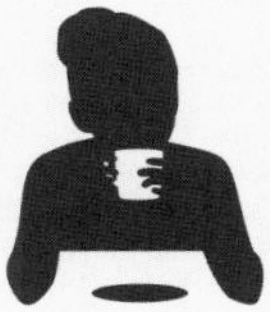

❸太陽の光を浴びる

➡自律神経を整える体内時計のリセットに最適です。

❹コップ1杯の水を飲む

➡次のページ P.42で詳しく紹介します。

❺ゆっくりと朝食をとる

➡ P.66で詳しく紹介します。

※❶～❺や、その他すべての行動をゆっくりと行いましょう。

特に❸と❹は自律神経を整える体内時計のリセットに最適!!

朝の過ごし方でこれだけの差が生じる

ゆとりのある朝だと…

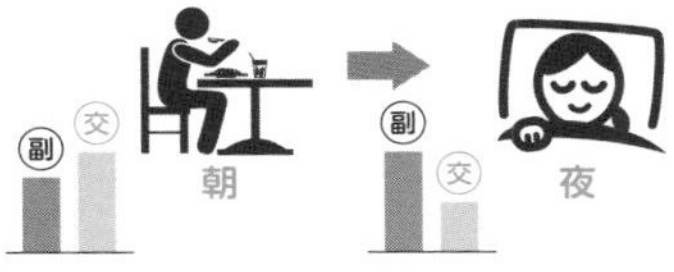

ゆとりのある朝からスタートすると、自律神経は安定し、昼間は交感神経がしっかりと働きエネルギーに満ち溢れた調子のよい1日を過ごせます。夜は副交感神経がしっかりと働くため、ぐっすりと眠れます。

ゆとりのない朝だと…

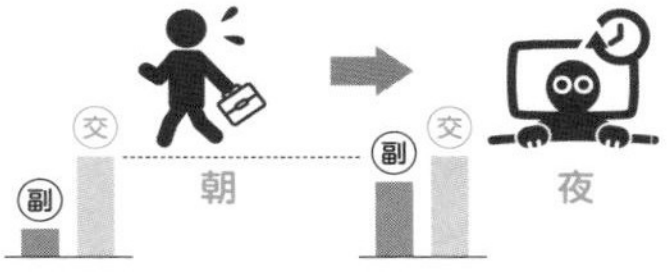

ゆとりがなく焦った気持ちで1日がスタートすると、交感神経は高いまま副交感神経が急降下。呼吸は浅く、イライラしがちな1日を過ごすことになってしまいます。夜はなかなか眠れません。

朝起きたらコップ1杯の水を飲む

起き抜けの水が自律神経を整える

朝の習慣として、ぜひ実践してほしいことがもう一つあります。それは、起き抜けにコップ1杯の水を飲むことです。

私たちの体の60％は水でできています。命の源ともいえる水は、自律神経にも大きな影響を与えます。緊張したりパニックになったりしているときに水を飲むと、気持ちが落ち着き、冷静さを取り戻すことができます。これは、**水によって腸が刺激されることで副交感神経が高まり、自律神経が整えられるためです。さらに体内時計のリズムも整い、自律神経の安定に役立つのです。**

朝の水にはほかにもたくさんのメリットがあります。寝ている間にオフになっていた胃腸のスイッチが水を飲むことでオンになり、食べ物を受け付ける準備が始まります。腸のぜん動運動が促され、便秘の改善にも期待が。また、体の水分が不足した状態が続くと血管がダメージを受け、血液もドロドロになっていきます。**夜間に水分をとれない分、朝は特に脱水状態が進んでいるため、速やかな水分補給が不可欠なのです。**

とり方のポイントとしては、最初に一度軽くうがいをし、寝ている間に口内に繁殖した雑菌を洗い流します。そのうえで胃腸にやさしい常温の水を飲むのがおすすめ。朝いちばんのコップ1杯からスタートし、1日で1～2リットルの水をこまめにとるよう心がけましょう。

水を飲むと副交感神経の働きが高まる

イライラしたときやパニックになった時に水を飲むと落ち着いたという経験はありませんか?
「水を飲む」という行為は自律神経を整える効果があります。こまめに水分補給をする人ほど副交感神経の働きが高く保てるというデータもあります。

水を飲む➡胃腸の神経が適度に刺激される➡副交感神経の働きが高まる➡自律神経が整う

イメージも大切

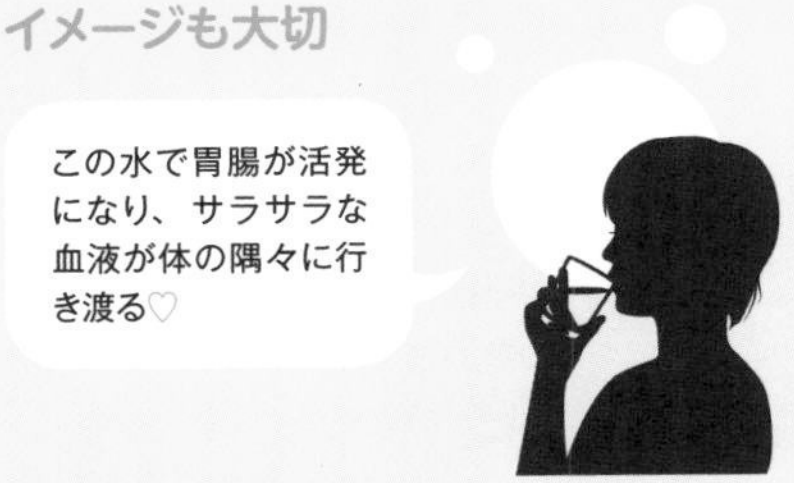
この水で胃腸が活発になり、サラサラな血液が体の隅々に行き渡る♡

外出時も水を持ち歩き、1日をかけて1〜2リットルの水をこまめにゆっくり飲む習慣をつけましょう。

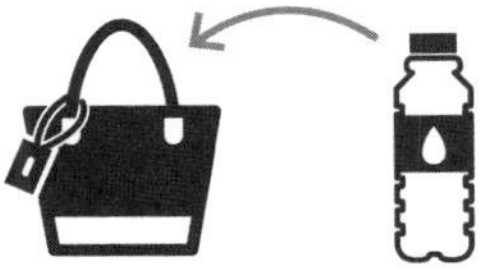

朝の1杯の水は、1日の中で最も大切

朝起きたら、まずは太陽の光を浴びて1杯の水を飲む事は眠っている胃腸をおだやかに起こし自律神経のスイッチをオンへ切り替えるベストな方法。お通じもスムーズになるという嬉しい効果も。

\ZZZ/
\ZZZ/
ゴクゴク
\おはよう/
\おはよう/
\ 自律神経
スイッチ ON! /
ON
自律神経が
オンに切り替わる!

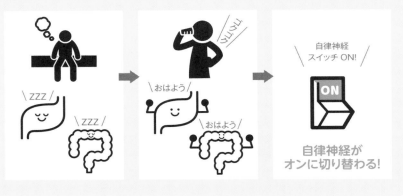

タバコは自律神経に悪影響？

血流悪化とニコチン依存を招く

「イライラしたときにタバコを吸うとすっきりする」とか、「タバコを吸い込むと深く呼吸ができて落ち着く」など、とかく喫煙者はタバコでストレスを解消しようとしますが、本当にそれは可能なのでしょうか？　答えはノーです。

タバコに含まれるニコチンは交感神経を過度に刺激し、心拍数の増加や血圧上昇、さらには血管を収縮させる作用があります。結果、血流が滞って血液がドロドロになり、内臓の働きが低下して生活習慣病を引き起こす原因に。交感神経が過剰に優位になるので、もちろん自律神経のバランスにも悪影響を及ぼします。

ではなぜタバコを吸うとイライラが収まるのでしょうか。それは、ニコチンによる依存症状が関係しています。タバコを吸い続けると脳がニコチンに依存し、ニコチンが切れると今度は脳がニコチンを要求して落ち着かなくなりイライラが始まります。そんなときにタバコを吸うと脳が満足し、あたかもストレスが解消されたかのように感じるのです。つまり、**タバコはストレスを解消するのではなく、むしろ〝ニコチン切れ〟というストレスの原因。タバコを吸うことでは、決して日常のストレスを解消することはできません。**肺がんをはじめとするがんとの因果関係も実証されているので、百害あって一利なし。たまの喫煙も依存につながるので、タバコは絶対に避けましょう。

タバコはあらゆる方面から自律神経を乱す

タバコが吸えない間

タバコを吸っている間

早く
タバコ吸いたい

イライラする!

「ニコチン」の中毒症状により、ニコチンが体内から薄れると「ニコチン切れ」を起こし、強くニコチンを欲します。イライラしたり、焦燥感に駆られたりして集中力もありません。

眠気が
覚める!

集中力が
増す!

「ニコチン」を得ると脳はドーパミンを放出し、イライラが解消して、頭がすっきりします。しかし、これは中毒症状から一瞬のみ解放されたというだけで長くは続きません。

自律神経は、ニコチンや化学物質によって乱され続けています。

タバコをやめるのにもストレスがかかる

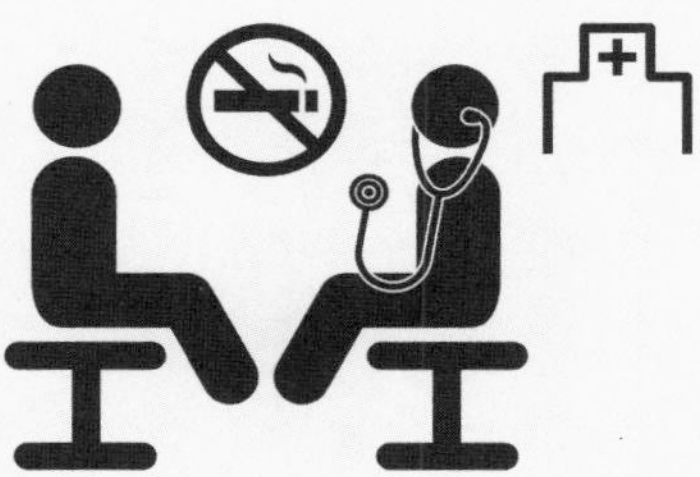

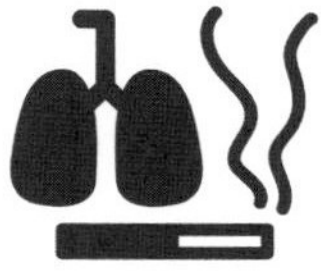

喫煙は、肺がんなどの様々な病気にかかるリスクを高めます。

禁煙には一般的に1か月以上かかると言われています。無理な禁煙は過度のストレスがかかり自律神経を乱してしまいます。
タバコを辞める意思がある場合は禁煙外来などを利用して無理のない禁煙方法を選択しましょう。

深く眠れる最高のルーティン

睡眠の質は夜の過ごし方で変わる

自律神経を整えるには睡眠の質も高める必要があります。それには副交感神経がしっかりと働く「リラクゼーション睡眠」を目指すことが重要です。

毎晩のように夜更かしや眠りの浅い状態が続くと、交感神経優位の「緊張型睡眠」になり、いくら寝てもすっきりせず、心身ともに疲れがとれません。一方でリラクゼーション睡眠が得られるようになると、前日の疲れを十分に回復させることができ、朝の目覚めもよくなります。この**リラクゼーション睡眠をしっかりととるには就寝前の過ごし方をルーティン化することがおすすめです。**

まず夕食は午後8時頃までに済ませるのがベスト。食後あまり時間を置かずに就寝すると、内臓が休まらず眠りが浅くなってしまいます。

入浴は39～40度くらいのぬるめのお湯に15分ほど浸かると、副交感神経の働きがよくなり睡眠の質を高めてくれます。あまり熱いお湯に入ったり、シャワーだけで済ませたりするのはＮＧです。

食事や入浴の後は交感神経を刺激しないよう意識的にゆったりと過ごすこと。寝る直前のお酒は眠りが浅くなるので、お酒を飲むなら早めの時間帯にたしなむ程度に。就寝の30分前にはスマホを置き、リラックスしてベッドに入れば、「眠れない」なんてこととは無縁になります。毎日同じくらいの時間に寝起きして規則正しく生活することで睡眠の質が高まり、自律神経も整ってくるのです。

睡眠には「緊張型睡眠」と「リラクゼーション睡眠」がある

短時間睡眠でもすっきりと起きられる「リラクゼーション睡眠」と長時間寝ても疲れが残る「緊張型睡眠」は、睡眠中に以下のような違いがあります。

緊張型睡眠

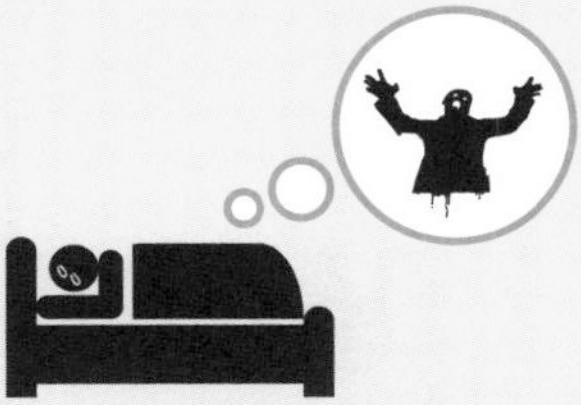

・睡眠中も体は緊張・興奮したまま。
・睡眠中も脳や内臓が動いている。

リラクゼーション睡眠

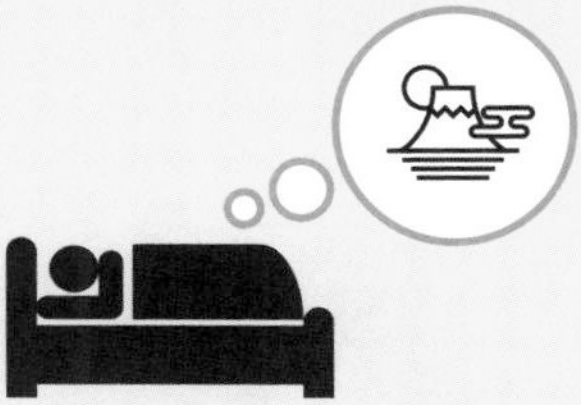

・心身ともにリラックスしていてゆっくりと睡眠できている。
・脳や内臓も動きが抑制されている。

就寝前のその行動が睡眠を妨げるかもしれない

自律神経を安定させるのに大切な、質のよい睡眠＝「リラクゼーション睡眠」ができる就寝前の行動、反対に緊張型睡眠に陥りやすい行動は以下の通りです。

副交感神経を高める「リラクゼーション睡眠」ができる行動

- 39～40度のお風呂に15分浸かる
- 寝る前の動作をゆっくり行う
- 夕食を食べて3時間経ってから寝る
- 24時までに寝る

交感神経を高めてしまう「緊張型睡眠」になりやすい行動

- 就寝直前までスマホやテレビを見る
- 夜も昼間の様な明るい照明で過ごす
- 食べてすぐ寝る
- 42度以上の熱いお風呂に浸かる
- 寝酒

ラベンダーの香りは睡眠時の強い味方

香りや日中の運動で質のよい睡眠を

質のよいリラクゼーション睡眠を得る方法はほかにもいくつかあります。

一つ目は運動。**運動には自律神経を整える作用がありますが（詳しくは後述）、睡眠のリズムを整えるホルモン「メラトニン」の原料となる「セロトニン」という神経伝達物質を合成する働きもあります。**セロトニンは太陽の光を浴び適度な運動をすることによって合成が促されるため、日中はウォーキングなどで積極的に体を動かしましょう。

二つ目は**不安を解消すること。**すべての不安を取り除くことは無理でも、せめて翌朝バタバタしなくて済むよう夜のうちにできる準備は済ませておきましょう。着ていく服を選んだり、持ち物を準備したりしておくだけでも不安をぐっと減らすことができ、深い眠りにつながるのです。

そして三つ目が、**「香り」によるリラクゼーション。中でも高いリラックス効果が期待できるのがラベンダーの香りです。**夜、食事と入浴を済ませた後のリラックスタイムにラベンダーティーを飲んだり、ラベンダーの精油でアロマテラピーを楽しんだりして香りに癒されましょう。寝るとき枕元にラベンダーの精油を1滴垂らしたハンカチを置くだけでも効果的です。ほかにもカモミールやクラリセージ、サンダルウッドなど、リラックス作用のある香りをお好みで。香りの力を借りて、心地よく眠れる環境を整えましょう。

さらに質のよい睡眠をとる3つのコツ

1 昼間に15〜30分歩く

入眠の際には「メラトニン」というホルモンが必要。このメラトニンをつくるには「セロトニン」という神経伝達物質が必要です。セロトニンは適度な運動や太陽の光によって分泌が促されるので、朝の散歩や徒歩を多く取り入れた朝の通勤などで「セロトニン」を体内に溜めておきましょう。

2 不安要素を減らしておく

布団に入ってから、頭の中が心配事だらけになって交感神経を高めてしまい、不眠の原因になることがあります。これはあらかじめ取り除いておくのが賢い方法。例えば明日の洋服を決めておく、早起きしなければならない場合は必ず起きられるように目覚まし時計を複数セットしておくなど安心材料をそろえる準備に力をいれましょう。

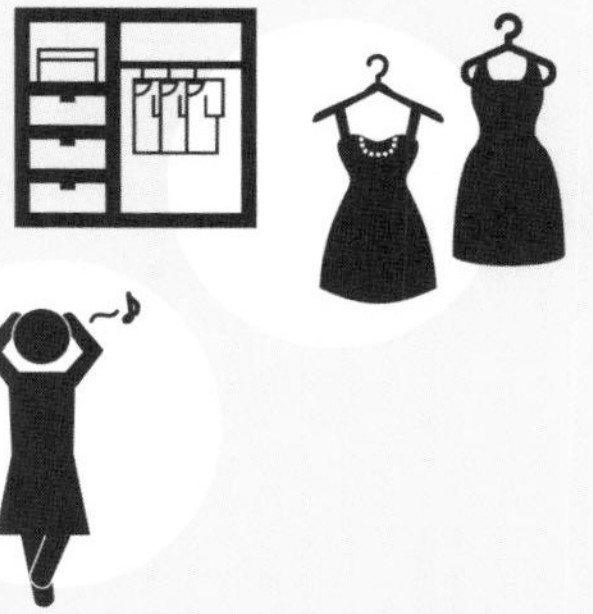

3 睡眠時の環境を整える

常日頃から自分がリラックスできる方法を知っておき、環境を整えることが大切。

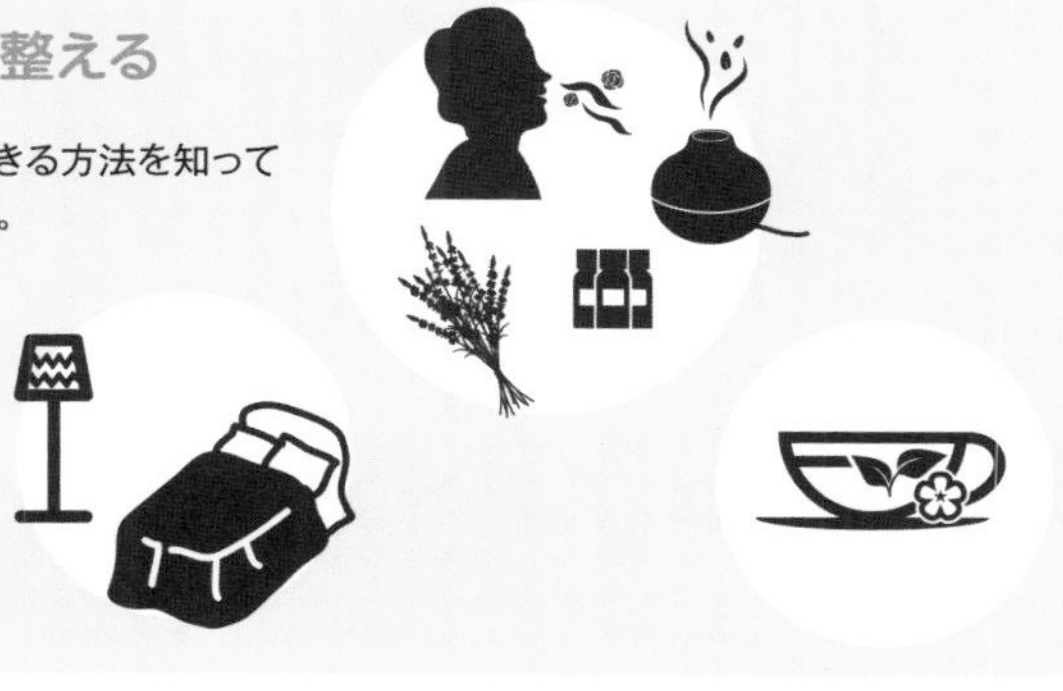

即効で自律神経が整う「1：2」の呼吸法

深い呼吸と上向きの姿勢を意識

私たちが普段何気なく行っている「呼吸」も、実は自律神経に大きな影響を及ぼしています。人はストレスを感じると交感神経が高まり、無意識のうちに呼吸が浅くなります。一方で、深くゆっくりとした呼吸には副交感神経の働きを高める効果があります。血管が広がって血圧が下がり、全身の血流が改善され、心身がリラックスした状態になります。つまり自律神経を整えるには、深い呼吸を意識することが大切なのです。

そこで日頃から実践したいのが、吸うときは「1」、吐くときは「2」の割合で呼吸する「1：2」の呼吸法です。3～4秒かけて鼻から息を吸い込み、6～8秒かけて口からスーッと吐き出します。我々の実験結果ではこれを1日1回、3分間行うことで自律神経の調子が徐々に整ってくる事がわかりました。焦りやプレッシャー、イライラを感じるときにもこの呼吸法を行えば、すぐに呼吸が深くなりリラックスできます。

深い呼吸を行うには姿勢も重要です。猫背や前かがみの姿勢では気道が狭まり、呼吸が浅くなる原因に。長時間のデスクワークやスマホの操作でも同様です。呼吸を深くするためにも日頃から背筋を伸ばし、上を向くよう意識することが大切。忙しくても休憩時には窓を開け、空を見ながら深呼吸したり、短時間でも外に出て背筋を伸ばして歩いたりと、自律神経を整えるよう努めましょう。

副交感神経を活性化する1：2の呼吸法

自律神経に大きな影響を与える「呼吸」。自律神経のバランスを整えるゆっくりとした深い呼吸は、意識して行うことによって副交感神経が活性化されて腸内環境が整い、血流もよくなります。この副交感神経を活性化させるのに効率的な呼吸法が「1」の割合で吸って「2」の割合で吐く「1：2の呼吸法」です。仕事の合間やイライラしたときなど意識的に行ってみましょう。

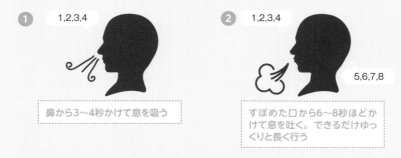

①

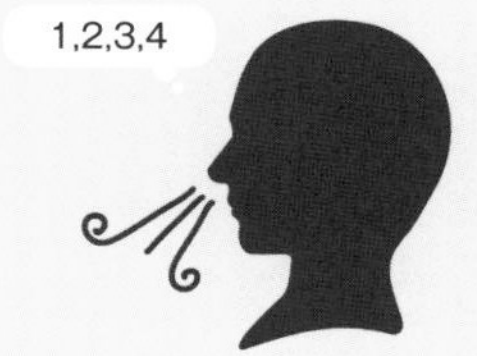

鼻から3〜4秒かけて息を吸う

②

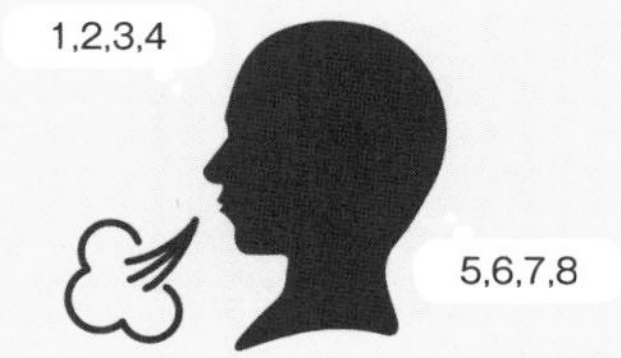

すぼめた口から6〜8秒ほどかけて息を吐く。できるだけゆっくりと長く行う

1日に1回、3分間を目途に行う

こんなときにも1：2の呼吸法が効果的

人はストレスやプレッシャーを感じたとき、イライラしたときには呼吸が浅く速くなっています。こんなときも、意識をして1：2の呼吸法を数回行ってみましょう。気持ちが落ち着き、頭がすっきりとします。また、よいアイデアや解決策などが浮かんできます。

集中力がないとき

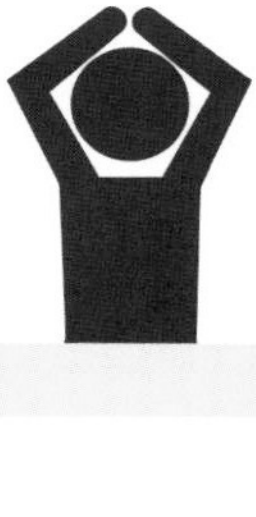

イライラしたとき

プレッシャーを感じたとき

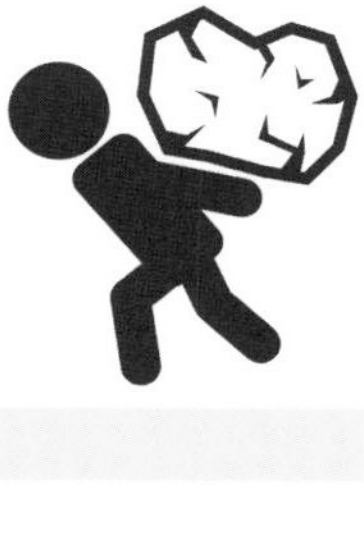

自律神経が整う入浴法

39〜40度のお風呂に15分間がベスト

自律神経を整えるには夜の過ごし方にポイントがあることはすでに説明のとおり。その中でも重要な要素の一つである「入浴」について、もう少し詳しく解説しましょう。

理想的な入浴の基本は15分間、39〜40度の温めのお湯にゆっくり浸かること。さらに15分のうち、始めの5分間は首まで、後の10分間はみぞおちのあたりまで浸かることが、自律神経にとって最も有効な入浴法であることがわかっています。血行促進に最適な38・5〜39度の深部体温に上げられるため、副交感神経の働きが高まり、ぐっすりと眠れるようになるのです。

逆に**体に悪影響を与えてしまうのが42度以上の熱いお風呂に入ること。熱いお湯は交感神経を急激に高め、血管を収縮させてしまいます。**血圧が急上昇し、脳卒中や心筋梗塞など命に関わる病気を引き起こすおそれがあります。心身を興奮させるスイッチが入り、睡眠の質も低下させてしまいます。また、たとえ適温のお湯であっても、あまり長風呂をすると脱水状態に陥ってしまうため、やはり注意が必要です。

入浴をシャワーだけで済ませる人も少なくないでしょう。シャワー入浴は体の深部体温を下げ、副交感神経の働きを低下させてしまうので夜はおすすめできません。夏であっても39〜40度のお風呂に15分間ゆったりと浸かりましょう。

健康にも自律神経にもよい入浴の仕方

お風呂は温度や入り方によっては、交感神経を上げすぎたり、病気を引き起こすことさえあります。ここでは、体に負担をかけずによく温まり、自律神経が安定する入浴法を紹介します。

入浴のタイミング

温度

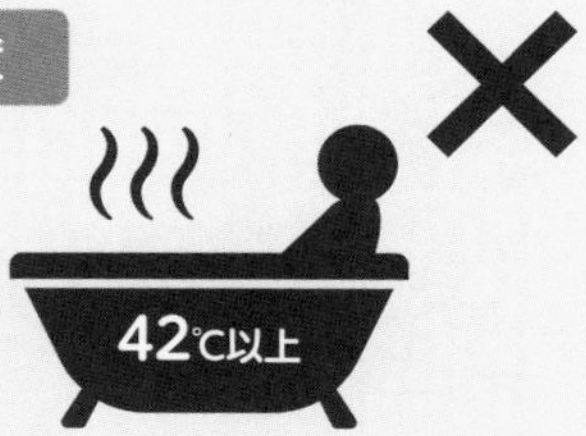

42度以上のお湯は交感神経が急激に上がり血管が収縮。血液がドロドロになってしまい高血圧や脳卒中を引き起こすリスクが。また、直腸の温度が上がりすぎることによって自律神経が乱れてしまいます。

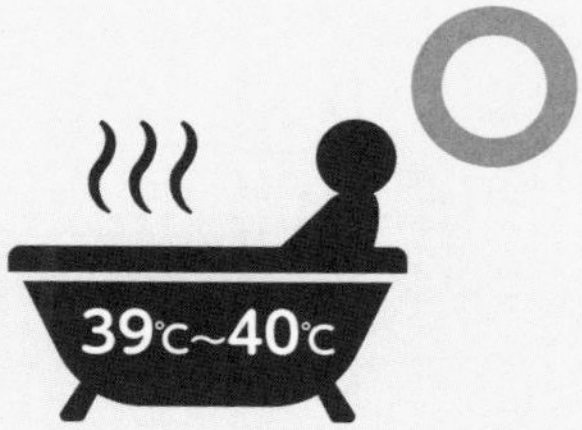

39~40度のぬるめのお湯が一番血流のよくなる温度。秋冬の寒い時期は温度を高くしたくなりますが、お湯の温度によって体の温まり方は変わらず、体に負担をかけるだけなので控えましょう。

浸かり方

❶ まず最初の5分は首まで浸かります。　❷ 残りの10分はみぞおちまで浸かります。
❸ 15分以上の入浴は脱水症状を引き起こすので控えましょう。

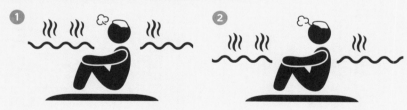

❶

❷

入浴後は…

コップ1杯の水を飲みましょう。入浴で失われた水分を補いながら、体の老廃物を外に出してくれます。

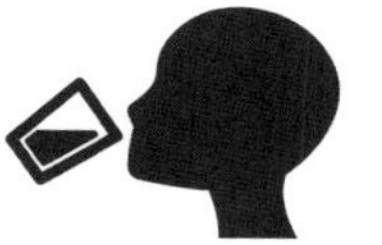

疲れが溜まったときこそ動いたほうがいい

朝寝坊やダラダラが自律神経を乱す

誰しも疲れが溜まってくると、たっぷり睡眠をとって休みたいと思うもの。でも、そんなときこそアクティブに過ごすことで、自律神経のバランスが整い、疲れの回復も早くなります。

ハードスケジュールが続くと週末はつい朝寝坊になりがちですが、**あえて早起きをするのがおすすめ。すでに説明のとおり、交感神経は日中、副交感神経は深夜にピークを迎えます。休みだからといって朝寝坊やダラダラ昼寝をしていると自律神経が乱れ、かえって疲労が抜けにくくなるのです。**疲労を早く回復したいなら、週末も普段と同じ生活リズムを保つことが肝心。早起きをして、趣味ややりたかったことに時間を使いましょう。身も心もリフレッシュすることで自律神経のバランスが整い、疲労回復に役立ちます。

また帰宅後、ソファに腰を下ろした途端にどっと疲労感に襲われ、その後の家事になかなかとりかかれないという人も少なくないでしょう。一度切れてしまったスイッチを入れるにはとても大きなエネルギーが必要で、そのことがさらなる疲労感を招いてしまいます。クタクタに疲れて帰宅した日こそひと休みしたい気持ちをぐっとこらえ、まずは家事や持ち帰り仕事など、やるべきことを片付けてしまうのが得策。その分、夜のリラックスタイムをゆっくり過ごすことができ、結果として疲れも早く解消できるのです。

疲れていてもソファに座らなければ動ける!

仕事や買い物から帰宅後に「疲れた」となんとなくソファに座ったら最後。なかなか立ち上がることができないものです。これは一度交感神経がオフになり副交感神経が活発になることで、いざ動こうとしても交感神経をオンにするのが難しくなってしまうためです。

例えば買い出しから帰宅後……

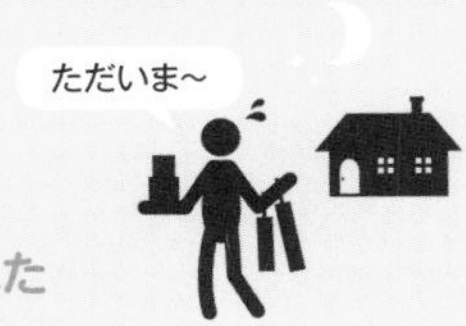
ただいま~

❶ 疲れていても夕食を作る➡手料理を食べられた

がんばろ
♪
おいしいよ
※ソファに座らない

❷ 疲れたからとりあえず座る➡永遠に立ち上がれない

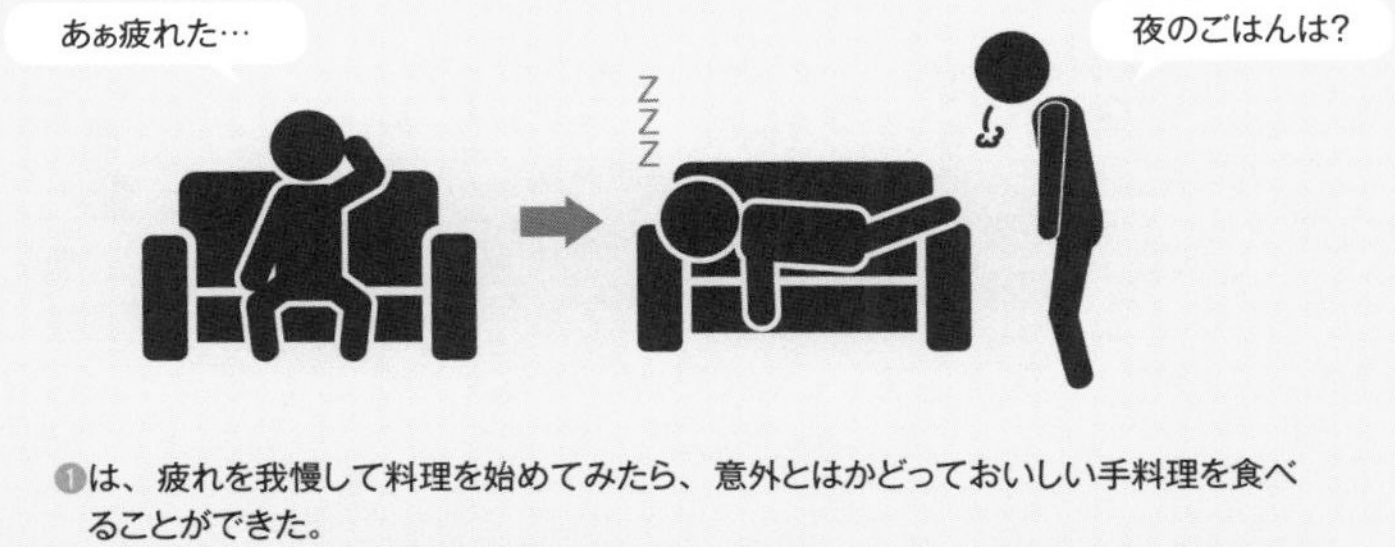
あぁ疲れた…
ZZZ
夜のごはんは?

❶は、疲れを我慢して料理を始めてみたら、意外とはかどっておいしい手料理を食べることができた。

❷は、少し休んでから料理を始める予定だったけど、まったく立ち上がることができないうちに寝落ちしてしまった。

人は、頑張らなくては! と思っているときに頑張ることができないと、疲労感を感じてしまうもの。疲れていても、やるべきことが残っているときは、休憩をとらずにそのまま動いてやりきったほうが疲労感は少なくてすむのです。

column

スマホで自律神経の状態がわかるアプリ「CARTE by Cyberagent- 自律神経をスマホで測れる!」

本書監修の小林弘幸先生が全面監修協力をした、スマホアプリ「CARTE」。
スマホのバックカメラに60秒指を置くだけで「インナーパワー」として1～100の数値で自律神経の状態を教えてくれます。計測したスコアは保存できるので健康管理にも役立ちます。

1 カメラに当てた指から脈拍を取得。約60秒で心拍の変動を解析して自律神経のスコアとして「インナーパワー」を算出します。

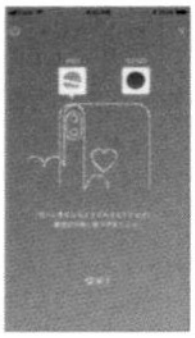

2 「インナーパワー」とは疲労・ストレス度を定量的に捉える「自律神経の活動量」と交感神経・副交感神経から算出される「自律神経のバランス」を解析し総合的な評価を数値で表したものです。

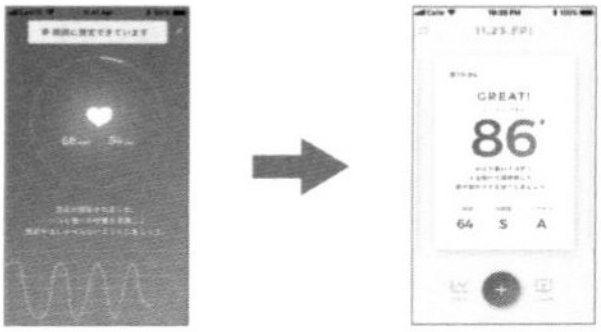

3 インナーパワーの数値をもとに、今の自分の状態に合わせたストレッチを教えてくれます。一緒に実行して、インナーパワーの安定、向上をめざしましょう。また季節や天気、睡眠時間やストレス、疲れ具合など様々な要因で変動する自律神経を自分の目で確認できるので、不調の原因などの改善に役立てられます。

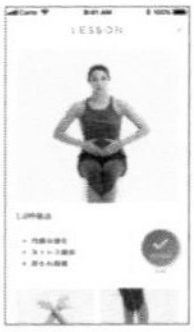

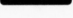

App Store からダウンロード

検索
カルテ

CARTE

アプリは iOS からダウンロード!　会員登録、利用は全て無料です。
AppStore で「カルテ」と入れて検索して下さい。

対応端末と OS について
・iPhone 5s 以降の端末でご利用いただけます。
・フラッシュ付きの端末でしかご利用いただけませんので、あらかじめご了承ください。
※ iPhoneXs・iPhoneXs Max の端末では、iOS12.3.1以降でご利用いただけます。

第3章

自律神経を整える食生活

ココロと腸はつながっている

良質な血液は腸内環境で決まる

人は緊張したときにお腹が痛くなったり、ストレスが続くと便秘や下痢になったりします。これは腸と心、つまり自律神経が相互に作用している証拠です。**腸には消化と排泄《はいせつ》の働き以外にも重要な役割があります**。その一つが血液をつくり出す源であること。そして自律神経の安定のためには、良質な血液によるスムーズな血流が不可欠です。

では、血液の質は腸の中でどのように決まるのでしょうか。腸内には無数の細菌がいて、その内訳は善玉菌が2割、悪玉菌が1割、残り7割はどちらにもなる日和見《ひよりみ》菌です。この日和見菌が食生活の乱れなどで悪玉菌に傾くと血液の質は悪くなり、善玉菌に傾くとよくなります。**腸内環境が整っていると、血液はサラサラで血流がよくなり自然と自律神経も安定します。逆に腸内環境が乱れると、血液はドロドロになり血流も悪化。便秘や肌荒れなどの不調から精神的にもイライラし、自律神経のバランスも崩れていくのです。**

また、腸内環境の悪化からくる便秘も曲者。便秘になると人の幸福感を左右するセロトニンがつくられなくなるからです。このセロトニン、脳内での分泌量はわずか数％であり、約95％は腸壁でつくられています。便秘は慢性の腸壁炎症なので、当然セロトニンをつくる働きも低下し、分泌量は激減。そうなると気力が低下し、慢性疲労やうつ症状など心の病を招くことに繋がるのです。

血液をつくる源泉である「腸」

安定した自律神経は、体内にきれいな血液があってこそ実現します。この血液をつくるのは「腸」。腸の健康が自律神経に直結しているのです。

自律神経が整った腸は…

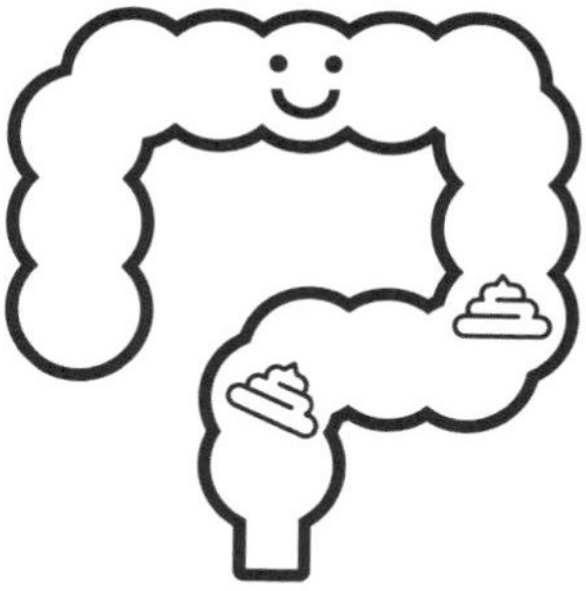

·快便　·代謝がスムーズ　·肌がきれい

自律神経が乱れている腸は…

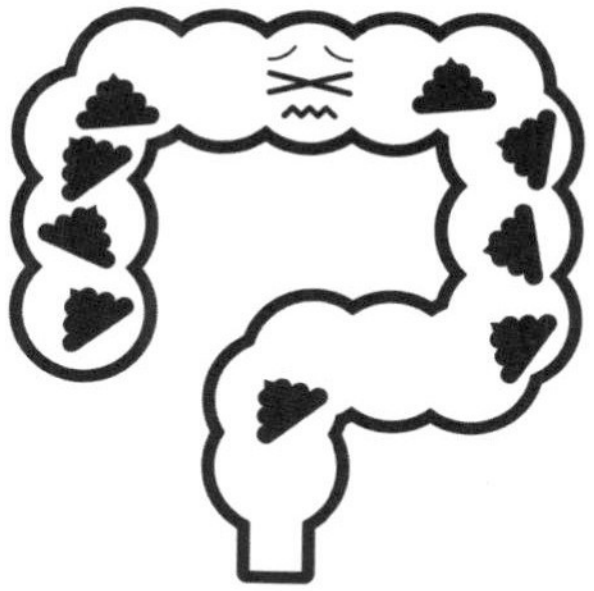

·便秘　·下痢　·老廃物の蓄積による不調

腸で幸福物質「セロトニン」の95%が生成される

腸内環境が悪くなると腐敗物質や毒素がいっぱいの血液が全身を巡り、脳の酸素不足を招きマイナス思考になるなどメンタルの不調につながります。また、便秘になった場合、腸で幸福物質の「セロトニン」がつくられなくなり脳からのセロトニン分泌がストップして、気力の低下、やる気の低下、うつ病にまで発展してしまうリスクもあります。

腸内環境が悪いと…

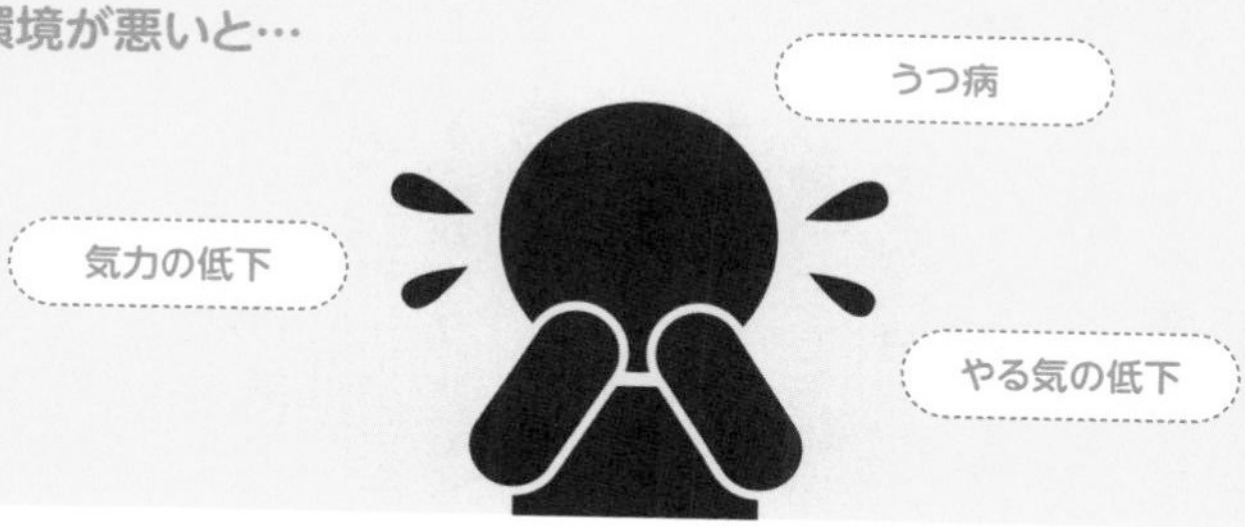

自分の腸の状態をセルフチェック！

排便が腸のバロメーター

食べたものは胃で消化されたあと、小腸で栄養素や水分が吸収され、大腸へ移動し残りカスが便となって排出されます。この腸内の移動を助けるのが、腸が伸び縮みする「ぜん動運動」。腸が健康でぜん動運動が活発なら、栄養素は腸壁でしっかり吸収され、残ったカスはスムーズに排便されます。けれども、腸内環境が悪くなるとぜん動運動が低下し、食べたものが腸内を移動できずに水分だけが吸収され、便が硬くなり次第に便秘がちに。ゆえに、**「日々の排便がスムーズかどうか」は腸の状態のバロメーターと言えるのです。**

では、どのような排便が理想的か？　量は１日に約１５０～２００ｇ、テニスボールより少し大きい程度が適量。色は黄色～茶色で、形はやわらかいバナナ状。排便間隔は１日１回がベストですが、２～３日に１回でも残便感がなければＯＫです。

逆に、「便が硬い」「便やおならが異常に臭い」「芋類を食べるとお腹が張る」「お腹が減ってもお腹が鳴らない」といったことが当てはまる場合はぜん動運動が低下し腸内環境が悪くなっている可能性が。さらに、ぜん動運動が完全にストップしてしまうと、滞留した便で腸内は下水道状態になり、肌荒れや口臭などの症状が現れます。**日頃から腸に気を配り、便秘気味なら食生活を改善するなど早めに対処しておきましょう。**

健康な腸はスムーズなぜん動運動を行っている

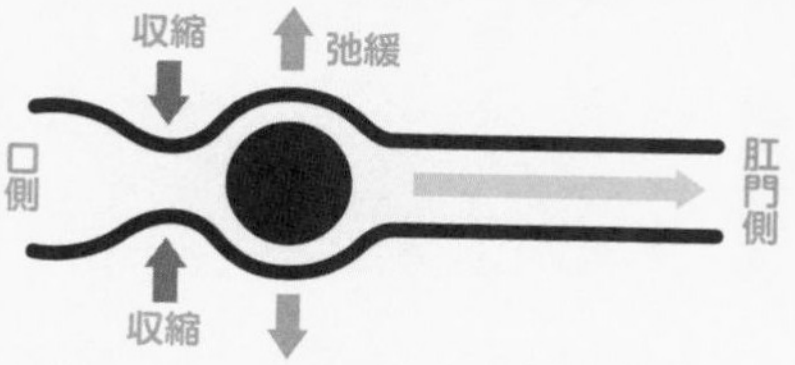
収縮
弛緩
口側
肛門側
収縮

健康で自律神経が整っている腸は、収縮と弛緩を繰り返して、便をスムーズに肛門へと運びます。

健康な便の目安

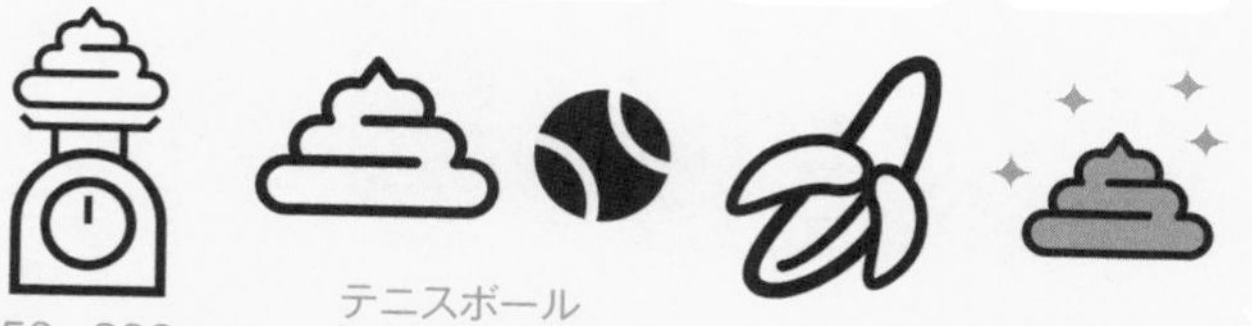

重さ	大きさ	形状	色	排便間隔
150~200g	テニスボールよりやや大きめ	バナナ状	黄色~茶色	1日1回がベスト

黒っぽい便はNG!

腸が元気になる腸もみマッサージ

大腸は体内に4ヵ所固定されており、この4ヵ所に便が溜まりやすいといわれています。

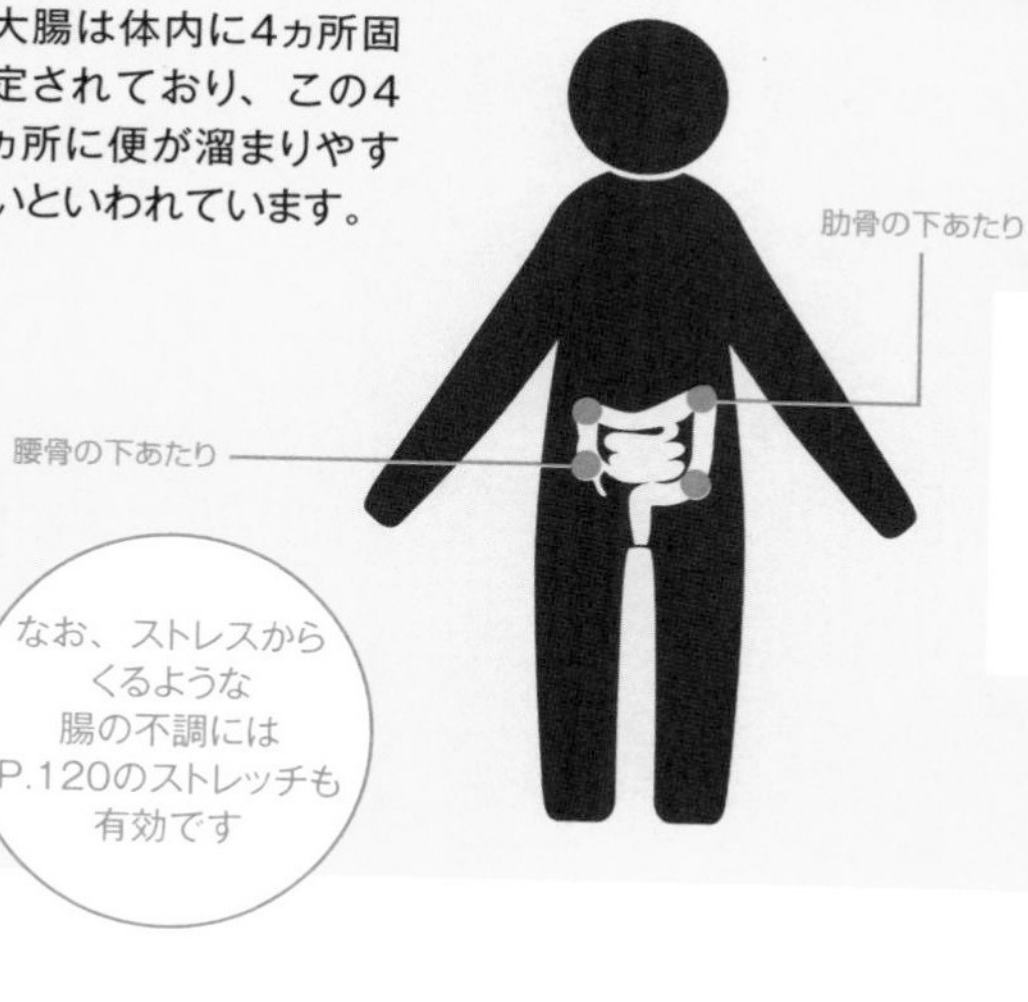
肋骨の下あたり
腰骨の下あたり

この4か所を重点的にマッサージすると、腸のぜん動運動を促進し快便を促します。

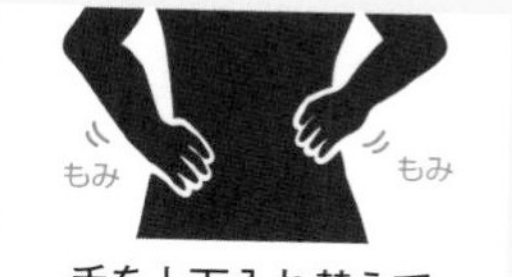
もみ
もみ

手を上下入れ替えて3分ほどもむ。

なお、ストレスからくるような腸の不調にはP.120のストレッチも有効です

「なかなか痩せない…」その理由は腸にあり

太っている人は腸内環境が悪い

それほど食べていないのに太ってしまう人。一方、きちんと食べているけど体形が変わらずスマートなままの人。この違いは一体どこからくるのかというと、腸内環境のよし悪しによって変わってきます。**腸内環境が悪くなると消化・吸収の働きも弱まり、必要な栄養素は吸収されず毒素ばかりが体に溜まることになります。そして代謝が落ち、栄養素ではなく老廃物や毒素を含むドロドロの血液が全身に行き渡り、しまいには「内臓脂肪」として蓄積されてしまうのです。**

また近年の研究では、自律神経の乱れが肥満の大きな原因となることがわかってきました。**太っている人の自律神経を調べると多くの人の自律神経全体のバランスが低下しており、中でも副交感神経の働きが大幅に落ちています。**自律神経の中でも、腸を動かすのは主に副交感神経。つまり、自律神経の乱れ＝腸内環境の悪化。これが痩せない体をつくる最大の要因なのです。

そう考えると、痩せるために何をすべきかが見えてきます。朝・昼・夜の1日3回、ベストなタイミングと配分で食事をし、腸内環境を整えること。それが自律神経の安定には最も大事。一番してはいけないのが食事抜きのダイエット。食べないと腸が動かなくなり、腸が動かないと自律神経のバランスは低下。たとえ一時的に痩せても腸内環境が悪化し、痩せない体に舞い戻ってしまいます。

痩せてきれいになりたいならば腸からきれいにしよう

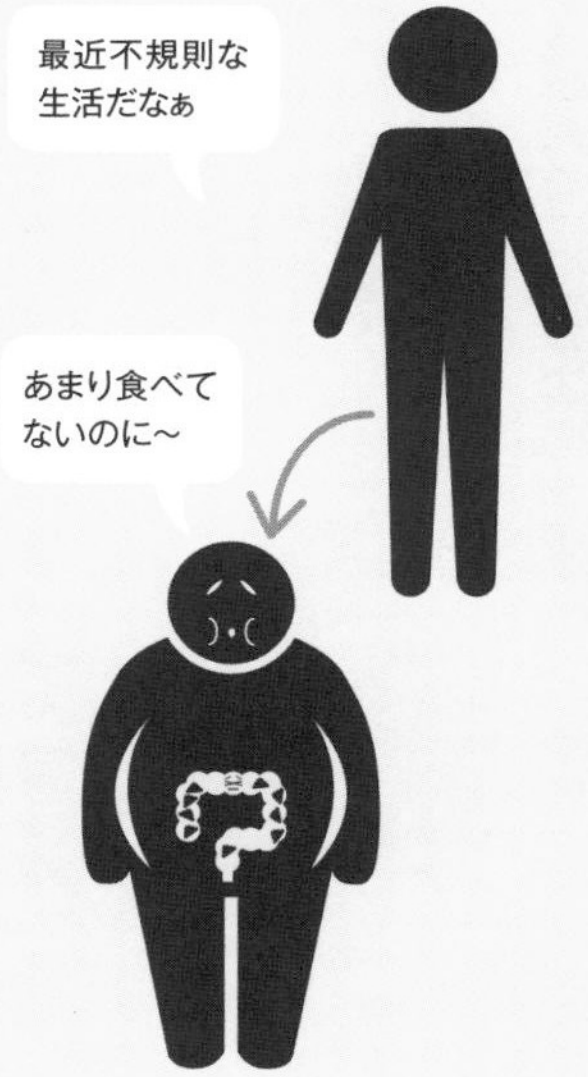
最近不規則な
生活だなぁ
あまり食べて
ないのに～

腸内環境が悪くなると太るメカニズム

消化・吸収力が弱くなる

↓

栄養素ではなく毒素ばかりが体に溜まり血液が汚れる

↓

汚れた血液が全身に行き渡り代謝が落ちる

↓

内臓脂肪が蓄積し、あまり食べなくても太る

↓ しかも

低栄養素状態に陥り、疲れやすく老化が早まる

痩せたいからと食事を抜くのは逆効果

様々な理由で太ってしまっても、食事を抜いて痩せようとすることは絶対にＮＧ。肥満体質を促進させてしまいます。

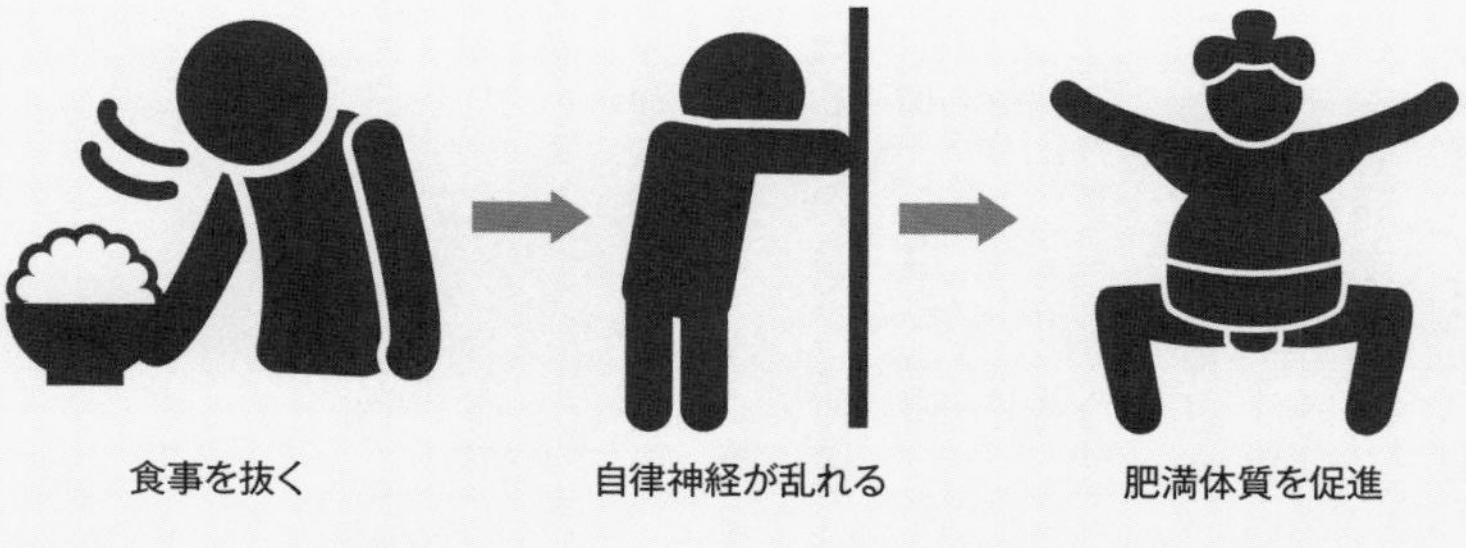

食事を抜く → 自律神経が乱れる → 肥満体質を促進

腸内環境を整える食事のタイミング

1日3回の食事で腸に刺激を

腸内環境を整えるには食事のタイミングや回数が重要となります。ベストは朝、昼、夜の1日3食を決まった時間にとること。運動をあまりしない人やダイエット中の人などは、2食や1食で十分だと思うかもしれません。しかし腸にとっては、食事の効果は栄養補給だけではありません。**食事=腸への刺激。これが1日3食をすすめる一番の理由です。**腸は食べることで刺激が与えられ動き出します。**1回、2回の刺激では腸は活性化されません。しかし逆に始終食べていると腸は疲弊してしまいます。腸が適度な刺激と休息を得るためには1日3回がベストと言えるのです。**そして、腸に一番刺激が必要なタイミングは起床時。朝起きてコップ1杯の水を一気に飲むと、睡眠中に失った水分も補給され、便通もスムーズになります。

食事間隔は6時間ごとが理想的。食べたものはほぼ6時間で完全に消化されるので、腸に負担がかかりません。さらに、寝る前の食事は胃に負担がかかるので避けるのが賢明。夕食も就寝3時間前には食べ終えるようにしましょう。

また、早食いは絶対にＮＧ。食べすぎの原因になるし、エネルギーを吸収しきれず体脂肪となって蓄積されてしまいます。食べるときは時間をかけてよく噛むこと。唾液が出て消化を助けてくれますし、噛むことで脳が刺激され活性化します。

食事は1日3食で5~6時間おきがベスト

「食事」は、「腸を刺激する」という観点から1日3食とるということが重要です。ダイエットや1日2食のような食事量では腸への刺激が少なすぎますが、だからと言ってこまめに食事をとっても腸は疲れてしまいます。

また、食事と食事の間隔は5~6時間以上空けるのがベスト。夕食の時間は就寝の3時間前までに、且つ21時までに終えられるとベストですが、なかなか難しいという方は、量を少なめにして軽く消化のよいものにすると、腸への負担を減らすことができます。

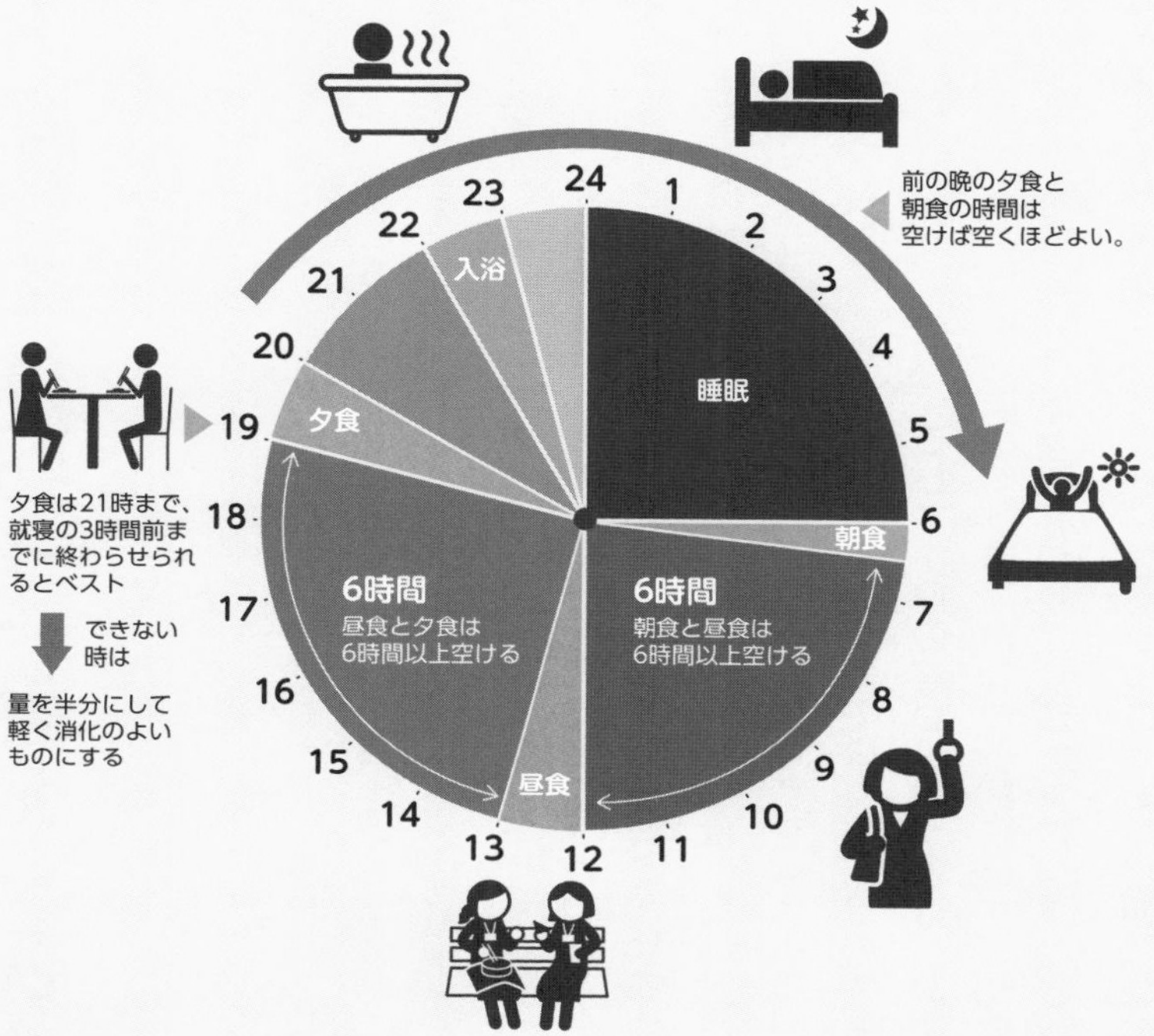

[表：1日の理想的な食事のタイミングの例]

自律神経にベストな比率は朝4：昼2：夜4

ポイントはしっかりめの朝食

1日3回規則正しい食生活を心がけたうえで、さらに気をつけたいのが朝・昼・夜の食事の比率。つまり、3回の食事量の配分です。これを変えるだけで理想の体重・体形をキープでき、自律神経の安定にもつながって日々のパフォーマンスがぐんとアップします。**ベストの比率は朝4：昼2：夜4。これが難しい場合は、朝4：昼3：夜3もしくは朝3：昼3：夜4でもいいでしょう。**

朝食は一番重要なので、しっかりと食べるようにしましょう。朝食べることで休んでいた腸が動き出し、副交感神経の働きがスムーズになります。さらに血流もよくなり体が温まるというメリットも。朝食をしっかりとり、昼は軽めに。**よく、朝食を食べていないからと昼食でカバーしようとする人が多いですが、それでは意味がありません。**それくらい朝食は大切です。朝、食べるためにほんの10～15分時間に余裕を持つことも、心のゆとりにつながり自律神経を安定させてくれます。また、炭水化物を思いきり食べたいときも朝食時がおすすめ。糖質の摂りすぎは太る原因ですが、朝なら代謝できるので少々食べすぎてもOK。

そして1日の終わりの夕食は、おいしいものをゆっくり楽しみながら食べます。夕食で気をつけたいのは時間。何を食べてもいいですが、21時前に食べ終えるように。もし仕事の都合などで難しいときは、軽めの「夜2」の配分に変えましょう。

食事の割合は朝4:昼2:夜4

一日の中で特に大切にしっかりと摂って欲しいのが朝食です。昼は軽めに摂るべきで、夜は時間が遅くなればばるほど消化によいものが◎。

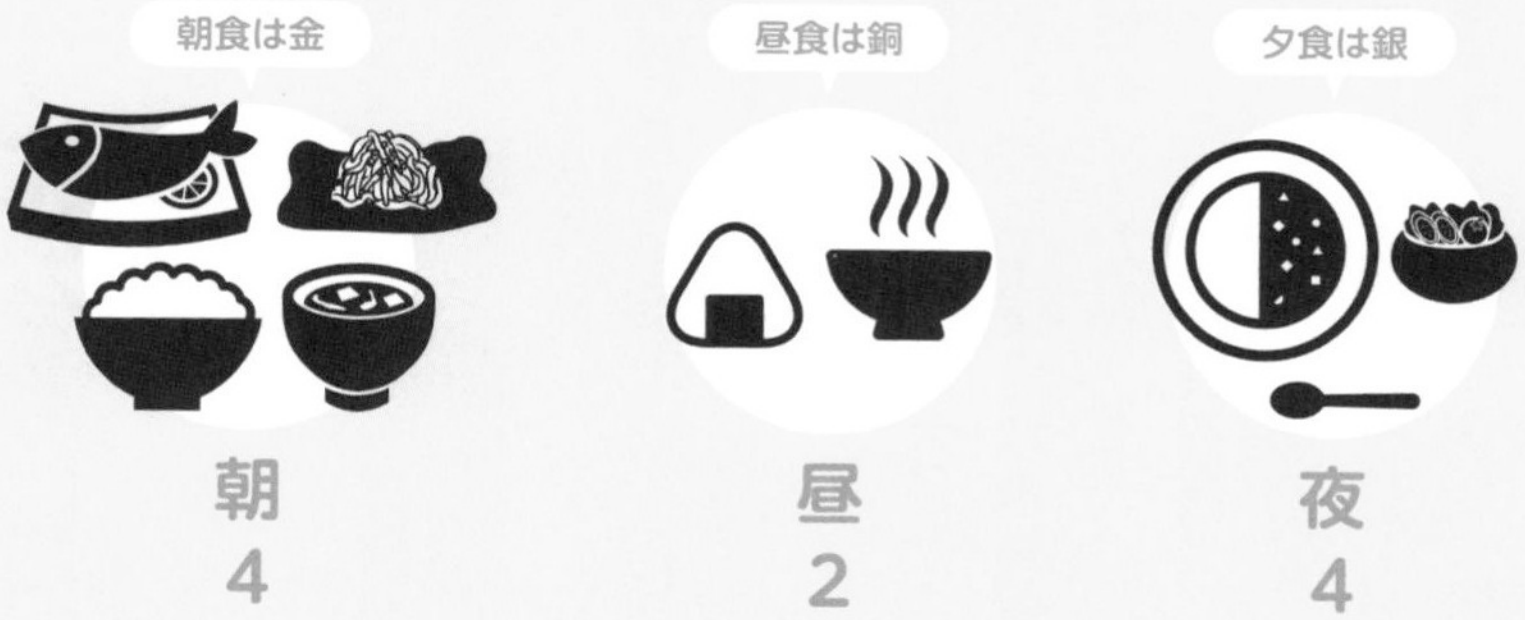

朝食を抜いて昼食で補おうとする行為は×。自律神経の安定の面から考えると朝食の分は後からでは取り返せないのです。早起きを心掛けてバランスのよい朝食をゆっくりととりましょう。

夕食が21時以降になるような場合は…

朝4:昼2:夜2にして、消化がよく軽い夕食にしましょう。

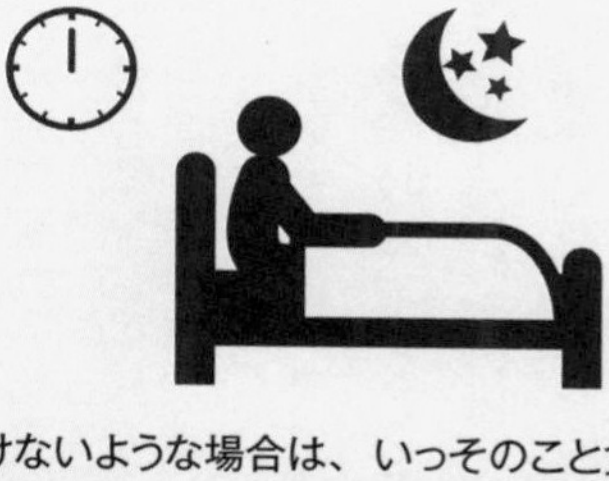

食べてすぐ寝なくてはいけないような場合は、いっそのこと食べない方がベター。どうしてもお腹がすいた場合はスープやお茶など温かいもので胃を落ち着かせましょう。

便秘知らずになるには食物繊維が超重要

2種ある食物繊維のそれぞれの特徴

腸内で老廃物や食べかすを回収しながら、最終的には便となって不要なものを排出してくれる食物繊維。この食物繊維を日頃から摂るようにすれば、おのずと便秘知らずの体になれます。

食物繊維は人間の消化酵素で消化されにくい栄養素の総称で、大きく分けて「不溶性食物繊維」と「水溶性食物繊維」の2つがあります。どちらが便秘に効くかというと、水溶性食物繊維のほう。不溶性食物繊維は腸の水分を吸って膨らむという特性があります。そのため便秘中に不溶性食物繊維を多くとるとお腹が張って苦しくなり、便の水分も吸い取られて便が硬くなるという逆効果に。

一方、水溶性食物繊維はその名の通り水に溶けるのが特徴です。腸の中の水分に溶け込んで便を軟らかくしてくれるため、便秘解消に効果があるのです。

不溶性食物繊維を多く含むものは、バナナ、ゴボウ、コンニャク、オクラ、枝豆、タケノコなど。他方、水溶性食物繊維を多く含むものは、海藻、キノコ類、芋類、小麦胚芽や全粒粉入りのパンやシリアルなど。ただ、**どんな食材も不溶性と水溶性の食物繊維が両方含まれているので、神経質に覚える必要なし。海藻、野菜、キノコ類、果物を積極的にとるよう意識すればいいのです。**プルーンやイチジクなどのドライフルーツも食物繊維が豊富。手軽に摂取できます。

便秘の特効薬「食物繊維」

食物繊維は腸をきれいにする「掃除」の役割をしてくれます。

食物繊維は大きく2つに分かれており「不溶性食物繊維」と「水溶性食物繊維」とがあります。

食物繊維

不溶性食物繊維を多く含む食べ物

水分を含むと膨らみ腸を刺激して排便を促す。摂取をしすぎると便が硬くなってしまうので、便秘がちな人は食べすぎに注意しましょう。

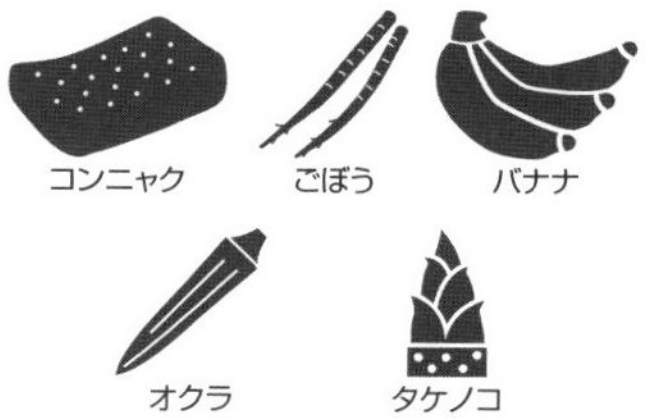
コンニャク
ごぼう
バナナ
オクラ
タケノコ

水溶性食物繊維を多く含む食べ物

便を柔らかくする働きがあり排便がスムーズになります。海藻類に多く含まれています。

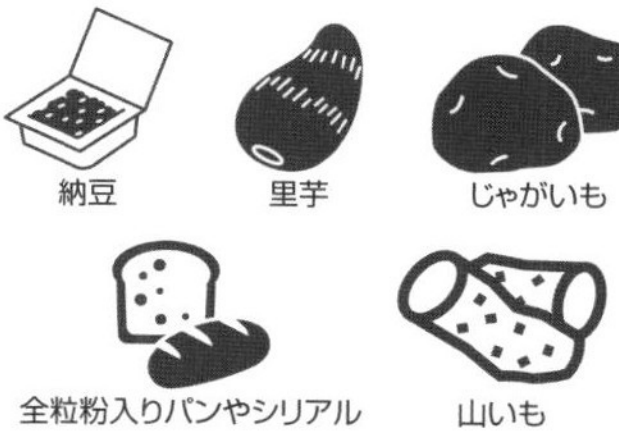
納豆
里芋
じゃがいも
全粒粉入りパンやシリアル
山いも

不溶性も水溶性も共存して多く含まれる食べ物

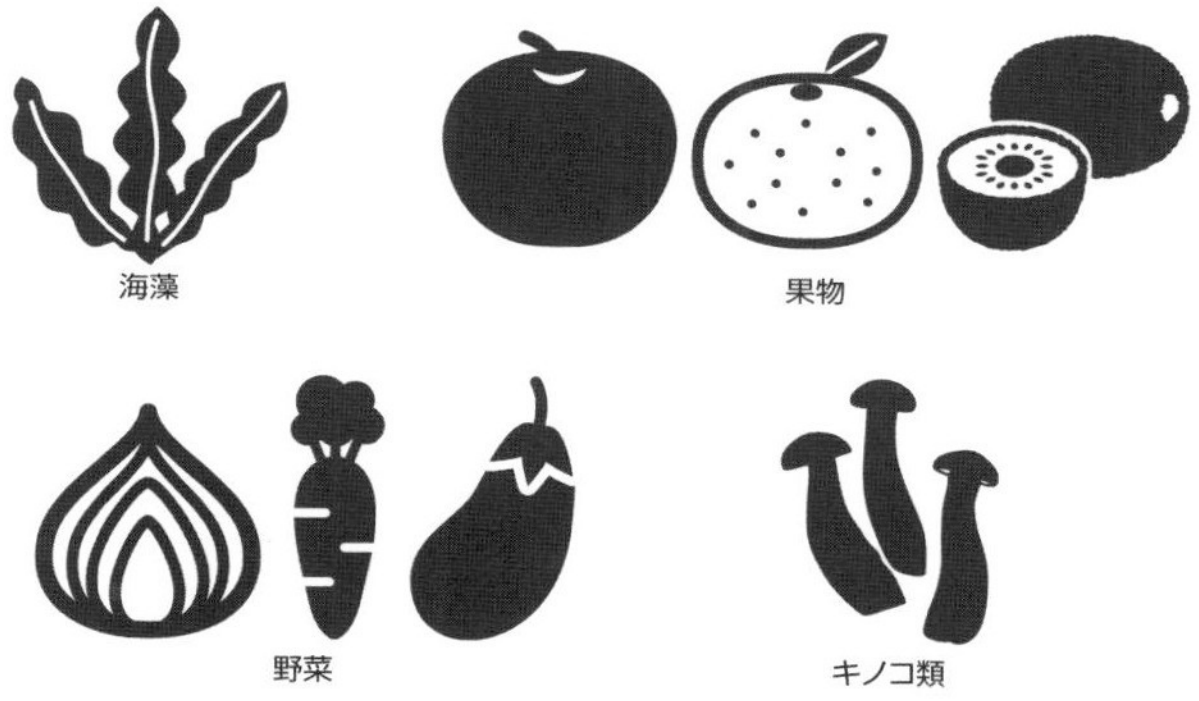
海藻
果物
野菜
キノコ類

アルコールと自律神経の深い関係

過度の飲酒は自律神経を乱す

アルコールを飲むとストレスがやわらぎ、心身の不調が解消されるという人もいますが、それは明らかな誤りです。アルコールで意識が麻痺して「気分がいい」と錯覚するだけのこと。本当はアルコールの刺激で交感神経が過度に優位になり、自律神経はむしろ乱れる傾向にあります。

また、**アルコールを多量に摂取すると体が脱水状態に陥ります。**アルコールは肝臓で分解されますが、このとき同時に水分も消費されるのです。さらにアルコールが利尿作用を促し、飲むとトイレが近くなります。したがって、お酒を飲めば飲むほど脱水が悪化し、血液からも水分がなくなり血はドロドロに。交感神経が優位のため血管が収縮し、ドロドロの血液が狭い血管を流れるので血流も悪くなります。飲みすぎた翌日の頭痛はこれが原因。末梢神経の血管に血流が行き渡らなくなるからです。気持ちが悪くなって吐くという現象も、消化器官の働きを促す副交感神経が極端に低下し、腸が麻痺したために起こります。

では、**アルコールは絶対ダメかというと、適量なら気分をリラックスさせ、副交感神経を活性化する効果もあります。**つまり、アルコールは飲みすぎず上手に付き合うのがコツ。もし、ある程度の量を飲みたいときは、お酒1杯に対して水1杯を飲むようにするとよいでしょう。これで脱水や消化器官の麻痺を防ぐことができます。

過度の飲酒は自律神経を乱す

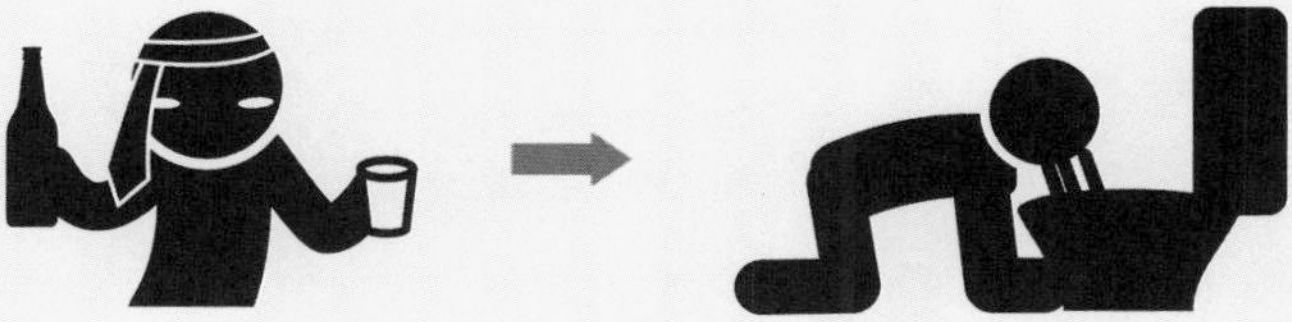

アルコールを摂取しすぎると脱水症状が起きて、血液がドロドロになり血流が悪化し自律神経を乱します。

お酒1杯に対してコップ1杯以上の水を飲む

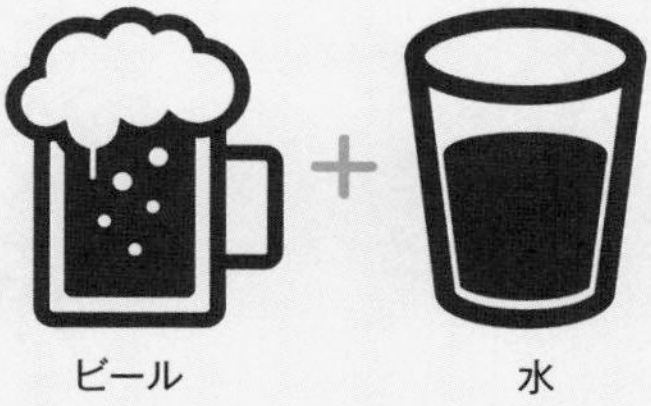

アルコールによる様々なダメージを防ぐためにはお酒1杯につきコップ1杯以上の水を飲むこと。これでアルコールによる脱水を防ぐことができます。

おつまみもプラスして胃や腸を保護

昔からよく食べ合わせているお酒とつまみは美味しいだけではなく体にやさしい組み合わせで、胃や腸の粘膜を保護する効果もあります。

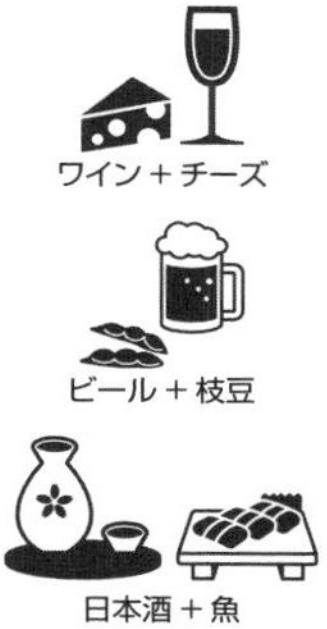

お酒は楽しく適量を守って飲むことによってリラックス効果やストレス解消につながり自律神経にもよい影響をもたらします。

腸がきれいになるとがんも遠ざかる

自律神経のバランスで免疫が変わる

私たちが病気にならずに健康な体でいられるのは、体の中に「免疫」というシステムがあるおかげです。たくさんの免疫細胞が協調して免疫機能をつくり、外部から侵入する細菌やウイルスを撃退して感染症から体を守っています。また、内部で発生するがん細胞などの異物を排除するのも免疫機能。それほど重要な免疫ですが、**免疫細胞のなんと70％が腸内にあると言われています。つまり、腸内環境が悪化すれば免疫力もダウンし、改善すれば免疫力もアップするということ。**

さらに、腸と深いつながりのある自律神経によっても免疫力は上下します。免疫を担うのは主に血液中の白血球です。白血球には顆粒球、リンパ球、単球があり、交感神経が優位になると細菌を排除する顆粒球が増え、副交感神経が優位になるとウイルスを排除するリンパ球が増えるという特性があります。これは一方が過剰に高くなってもダメ。交感神経が過剰になり顆粒球が増えすぎると健康維持に必要な常在菌まで排除してしまい、副交感神経が過剰になりリンパ球が増えると抗原に敏感に反応してアレルギーを起こしやすくなります。よって、免疫力アップには自律神経のバランスを保つことが大切。そして、そのためには自律神経の働きを左右する腸内環境を整えることです。結局、**正しい食生活で常に腸内環境をきれいに保てば、心身ともに健康になれるのです。**

腸の免疫システムが病気やがんから守ってくれる

免疫力さえ高ければ、万が一細菌やウイルスが体の中に入ってきてもしっかりと排除してくれるうえ、健康な人の体の中でも毎日何千個も生まれているという「がん細胞」などの異物も排除してくれます。

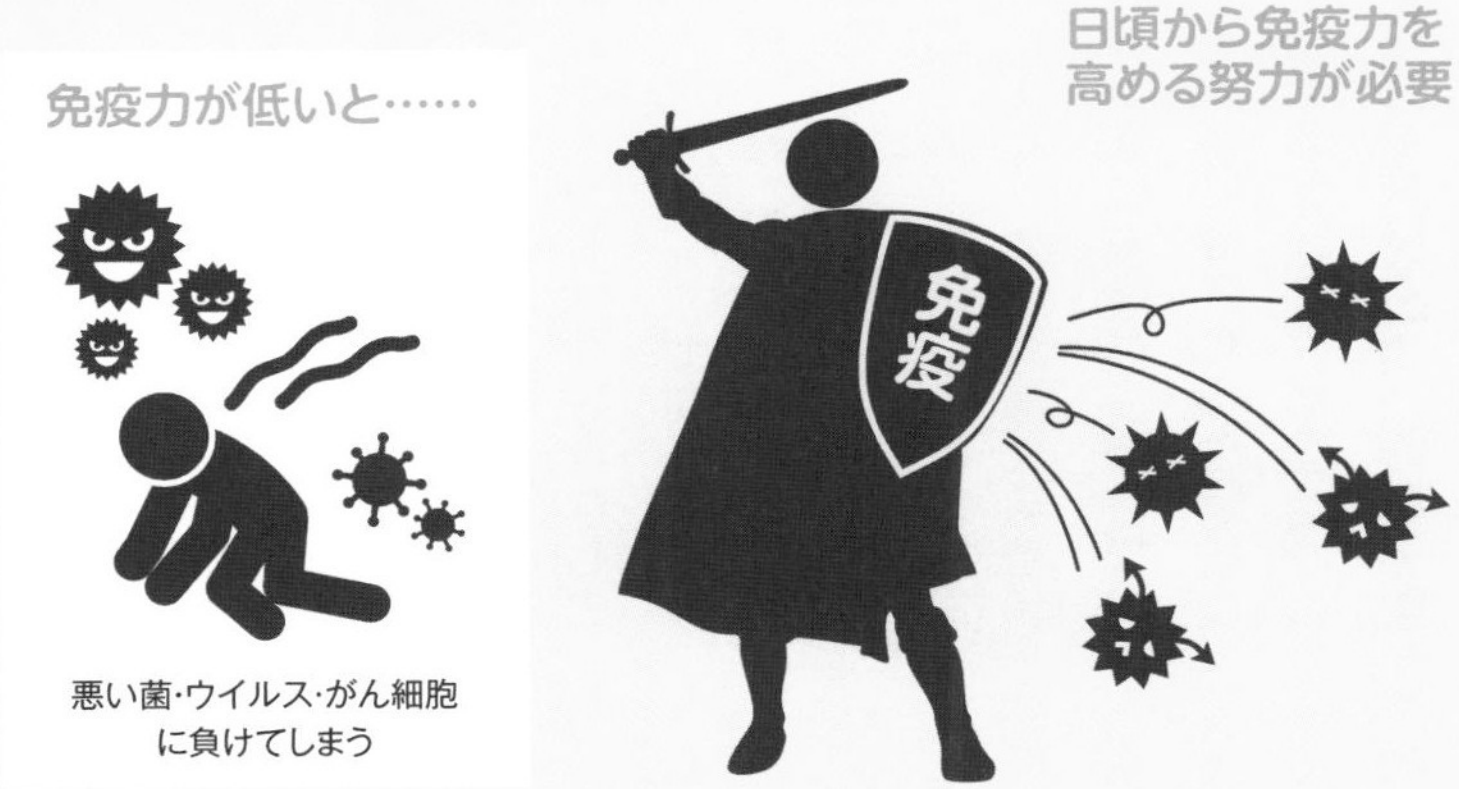
免疫力が低いと……
悪い菌・ウイルス・がん細胞
に負けてしまう
免疫
日頃から免疫力を
高める努力が必要

自律神経の安定と腸の健康が免疫力を支える

免疫力
腸
自律神経

「整った自律神経のバランス」とは「整った腸内環境」でこそ育まれます。また逆も同様です。そしてこの2つが整っていると、一晩夜更かししてしまったくらいのことでは免疫力が下がってしまうことはありません。日頃の食生活、生活習慣が免疫力を支えているのです。

「まずい」食事はココロとカラダに悪影響

腸はメンタルの影響を受けやすい

食事のとり方の一番のポイントは、好きなものをおいしく楽しんで食べること。なぜなら、まずい食事を我慢してとり続けることは自律神経に悪影響を与えるからです。**たとえ「健康によい」とされる食事でも、食べる本人がおいしいと感じなければ食べることはストレスになり、腸内環境が悪化し、自律神経のバランスに支障をきたします。**「ストイックな生き方(食べ方)はきれいな腸をつくらない」ということを覚えておきましょう。

腸は「第二の脳」と言われるほど精神的な影響を受けやすい臓器です。ちょっとした緊張でお腹が痛くなったり、仕事や人間関係のストレスで便秘になったり下痢になったり。気持ちの変化に腸は敏感に反応します。ストイックになることは決して楽しいことではありません。思い通りにできなかったときは自己否定や自己嫌悪でストレスが募り、そのストレスに腸が反応して腸内環境が悪化、さらには自律神経が乱れる――という悪循環に陥ってしまいます。

ダイエットで油や炭水化物抜きの食事をしても、まずいと思いながら食べたらストレスになるだけ。ストレスを感じて食べるとカロリーは脂肪に変わってしまいます。逆においしいものを楽しんで食べれば、腸の働きは活発になり自律神経も安定します。そうなれば血流もよくなり代謝もアップし、ダイエットせずとも体重増加を防げるのです。

嫌いなものは、無理して食べなくてもよい

ストレス

まずい食事、嫌いな食べ物を無理して食べるとストレスにより腸内環境が悪化したり血流が悪くなり、自律神経の乱れにつながります。

ストレスフリー

おいしいものを楽しんで食べれば、腸の働きが活発になり自律神経が安定します。

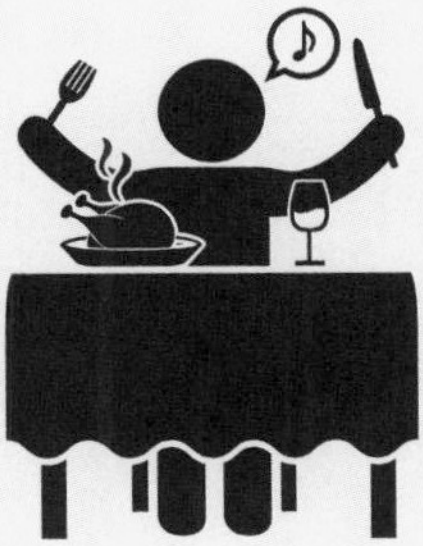

ストイックな食べ方や生き方は自律神経を乱す

本当は食べたいものを我慢して不本意なおいしくない食事をすると、「第二の脳」と言われている腸が影響を受け、自律神経が乱れてしまいます。バランスや栄養素も大切ですが、まずは楽しく、おいしく食事をすることを心がけましょう。

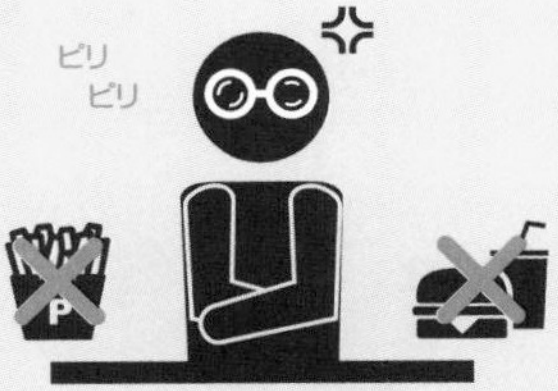

あれはダメ、これはダメとストイックになりすぎると自律神経が乱れます。

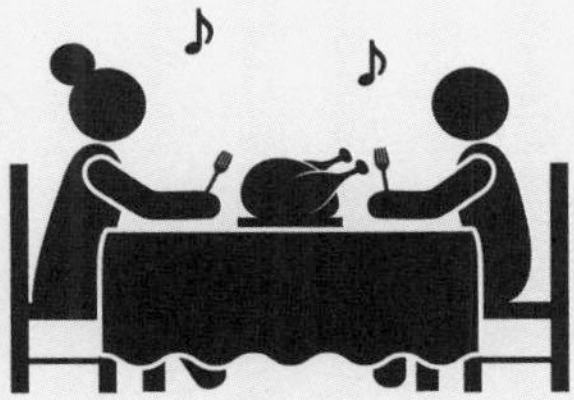

おいしく、楽しくストレスフリーな食事をしましょう。

炭水化物のとりすぎは体を疲れさせる

炭水化物メインの食事は1日1回

おいしく食べることが一番なので炭水化物を無理に抜く必要はありませんが、かといってとりすぎもよくありません。朝、昼、夜の3食とも炭水化物をたっぷりとると、体重維持はどうしても難しくなります。さらに問題なのは、炭水化物メインの食事をお腹いっぱい食べると一気に交感神経が優位になり、食後はその反動で副交感神経の働きが急上昇すること。この急転換で体にだるさや疲れを感じたり眠くなったりするのです。

おすすめは**3回の食事のうち、しっかり炭水化物をとるのは1回にすること**。朝はパンやごはんをしっかり食べて、昼食は炭水化物を控えめに軽めのメニューにするといったとり方が理想的。午後は眠くなって仕事がはかどらないなどということもなくなります。

かといって、無性にお昼にカレーライスが食べたい、うどんが食べたいというときもあります。そんなときは我慢するとストレスなので食べてOK。ただ、ごはんや麺は半分に。これで食べたいという欲求は満たされるので意外と満足します。ただし1食抜いてしまうのはNG。昼食抜きでいきなり夕食を食べると血糖値は急激に上昇し、夕食のカロリーがエネルギーとして代謝されず脂肪となって体内に蓄積されることに……。炭水化物のとりすぎはダメですが、おにぎり1個+みそ汁くらいは必ずお腹に入れておきましょう。

炭水化物をしっかりとるのは1日1回に

朝、昼、夜の3食とも炭水化物をたっぷりとると、糖質過多になる上に昼食後は特に眠くなってしまいます。総合的に考えると、炭水化物をしっかりと摂取するのは朝食だけにするのがベストです。

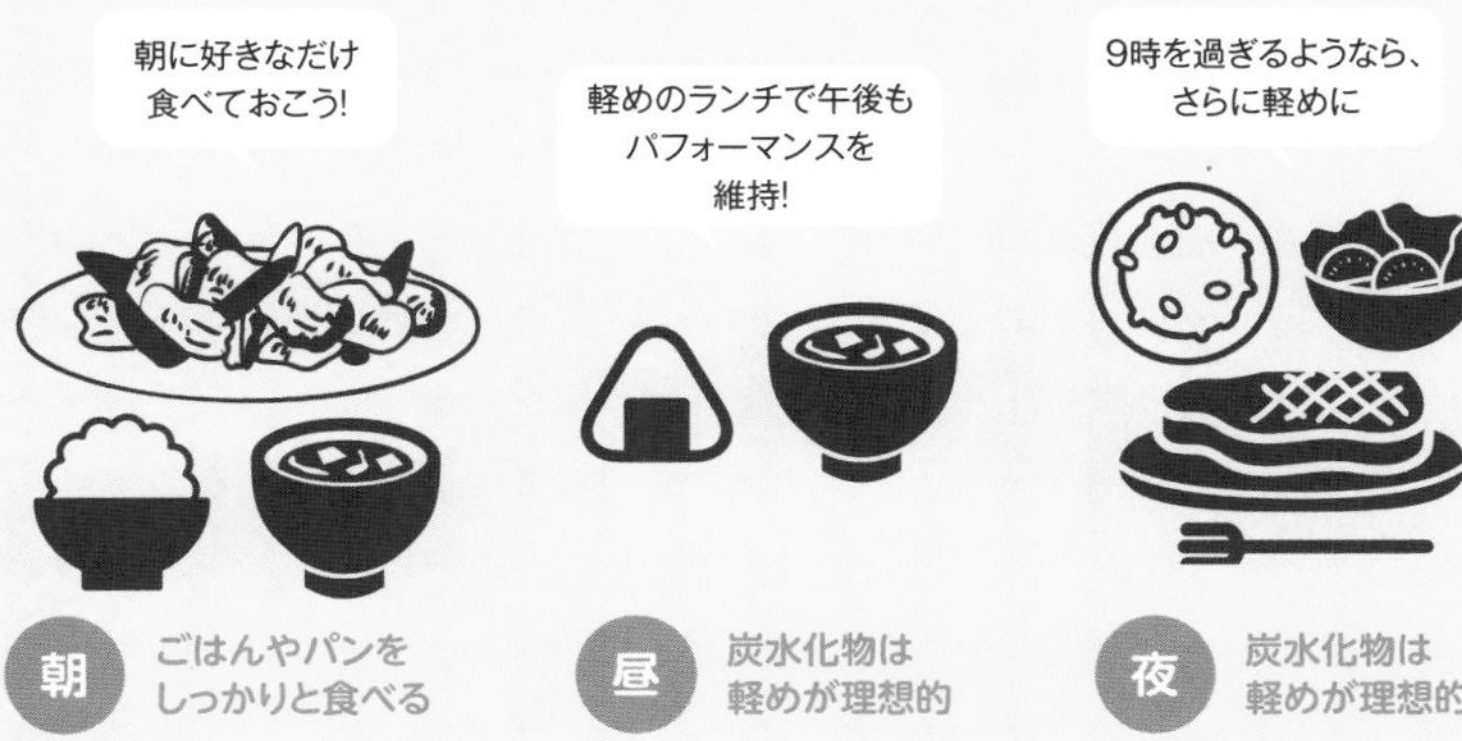
朝に好きなだけ
食べておこう!
軽めのランチで午後も
パフォーマンスを
維持!
9時を過ぎるようなら、
さらに軽めに
朝
ごはんやパンを
しっかりと食べる
昼
炭水化物は
軽めが理想的
夜
炭水化物は
軽めが理想的

昼は好きなものを食べるなら炭水化物を半分に

大好きなカツどんやラーメンが食べられない……と、ストレスになってしまっては自律神経が乱れて本末転倒。どうしても昼に、炭水化物メインの食事がしたくなったら炭水化物（お米や麺）を半分にするのも一つの手段です。

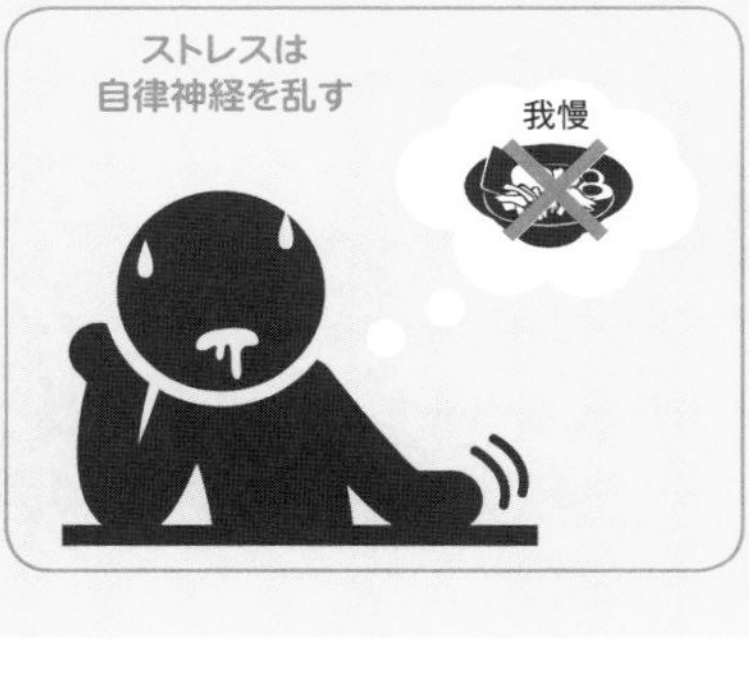
ストレスは
自律神経を乱す
我慢

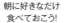

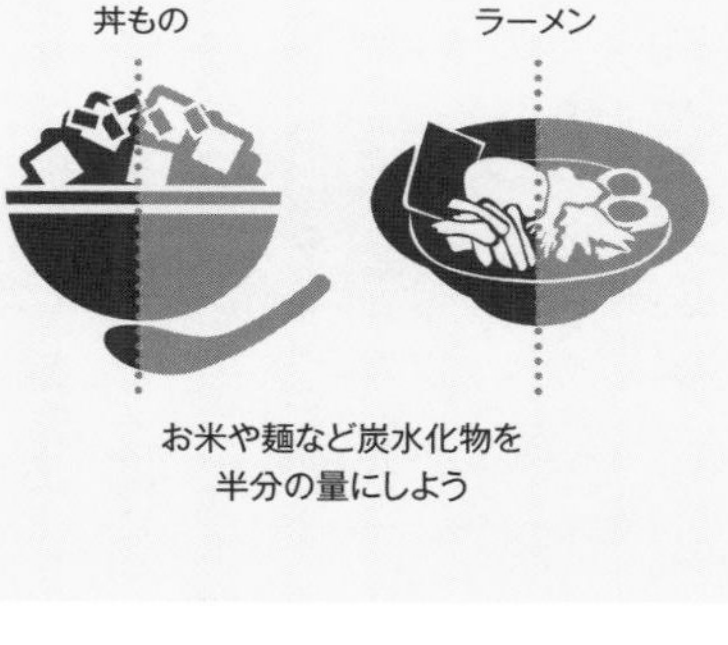
丼もの
ラーメン

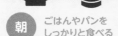

お米や麺など炭水化物を
半分の量にしよう

自律神経を整えるには動物性たんぱく質が必須

肉＋抗酸化成分を積極的に

自律神経の原料となる栄養素はたんぱく質です。それも、肉や魚、卵などに含まれる良質な動物性たんぱく質。必須アミノ酸の種類と量を比較すると、**自律神経の原料としては植物性たんぱく質より動物性たんぱく質のほうが断然優れています。**例えば、長生きする人、年をとっても元気でパワフルな人は肉や魚を好んで食べる人が圧倒的多数。また、「元気をつけたいときに肉を食べる」という人も多いのではないでしょうか。これは、良質な動物性たんぱく質が自律神経の働きを高めてくれるためだと考えられます。

そのため動物性たんぱく質は毎日欠かさず積極的にとりたい栄養素ですが、一つ注意しなければならない点があります。それは、肉や魚などの動物性食品にはもれなく脂肪が含まれているということ。脂肪をとりすぎると、余分な脂肪が血液中で酸化し腸内環境の悪化につながります。

ではどうすればよいのか？　**答えは簡単で、油脂の酸化を防ぐ抗酸化成分を含むものと一緒に摂ればいいのです。**抗酸化成分は野菜や果物に豊富で、β《ベータ》カロテンやビタミンC、ビタミンEもそう。灰汁《あく》に含まれるアントシアニン、ポリフェノールも抗酸化成分です。だから、ステーキのつけ合わせに野菜を選び、食後のデザートに果物を食べればパーフェクト。これだけで肉食のデメリットである脂肪の悪作用を防げるのです。

自律神経の原料はたんぱく質

自律神経

← 原料

良質なたんぱく質

自律神経の原料「たんぱく質」の中でも特に「動物性たんぱく質」は、毎日積極的に摂りたい栄養素。

動物性たんぱく質をとるときは、抗酸化成分を一緒に摂る

動物性たんぱく質には、脂肪がつきものです。単品でそのまま食べてしまうと脂肪が血液中で酸化して血液がドロドロになり、腸内環境が悪化してしまいます。こうならないためには、抗酸化成分が豊富な野菜を一緒にとる。ということを念頭におくことです。

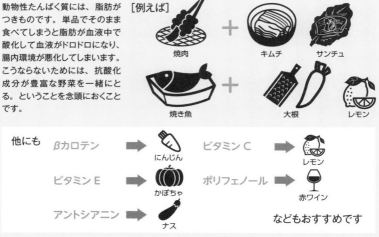

[例えば]

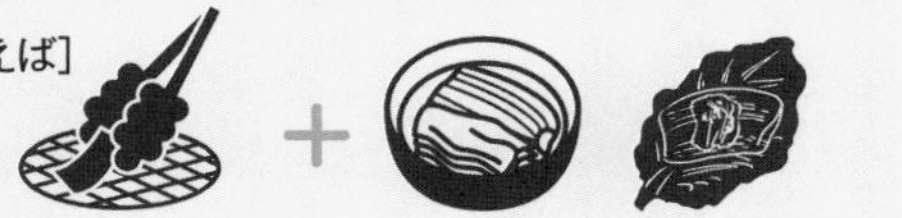

焼肉 ＋ キムチ サンチュ

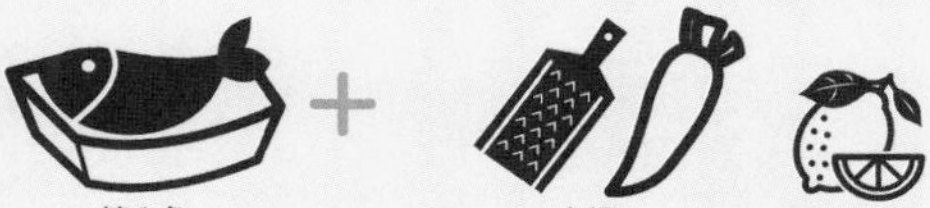

焼き魚 ＋ 大根 レモン

他にも

βカロテン → 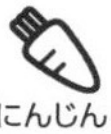 にんじん

ビタミンC →  レモン

ビタミンE →  かぼちゃ

ポリフェノール → 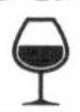 赤ワイン

アントシアニン → 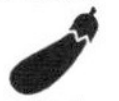 ナス

などもおすすめです

貧血の症状は自律神経症状に似ている

鉄分不足でなければ自律神経を疑え

めまい、立ちくらみ、息切れ、動悸、疲れやすく体がだるい、朝起きるのが辛い、頭痛、肩こり、イライラ。これらはすべて貧血でも、自律神経が乱れたときでも現れる症状。つまり、貧血の症状と自律神経症状はよく似ていて、普通の人には見分けがつきにくいのです。ただ、症状は似ていても、原因はまったく違います。

　貧血の原因の多くは鉄分不足。鉄分が足りないと、血液の赤血球に含まれるヘモグロビンが生成できず減少します。ヘモグロビンは体全体に酸素を運ぶという重要な役割を担っているので、ヘモグロビンが減ってしまうと体の隅々まで酸素が行き渡らず、息切れや動悸、倦怠感などの不調が現れるのです。一方、自律神経症状は日ごろのストレスや疲れ、不規則な生活などにより、交感神経と副交感神経のバランスが崩れて起こるもの。**貧血の場合は鉄分を補うサプリメントや食事をとることで改善しますが、自律神経症状を治すために必要なのは心身を休めること**です。

　両者を見分ける簡単な方法は血液検査。鉄分が不足していたら、貧血であることは一目瞭然です。もし血液検査で問題がなければ、自律神経のバランスが崩れている可能性があります。休息と睡眠をしっかりとること。もしそれでも改善しない場合は自律神経外来を受診し、自身の自律神経のバランスを一度測定してみてもよいでしょう。

貧血は血液検査ですぐ判定できる

だるさやフラフラする症状など貧血と自律神経の乱れの症状で似ている部分も多い。貧血は、血液検査ですぐに判定できます。一方、自律神経の乱れによる不調なら血液検査では異常はありません。

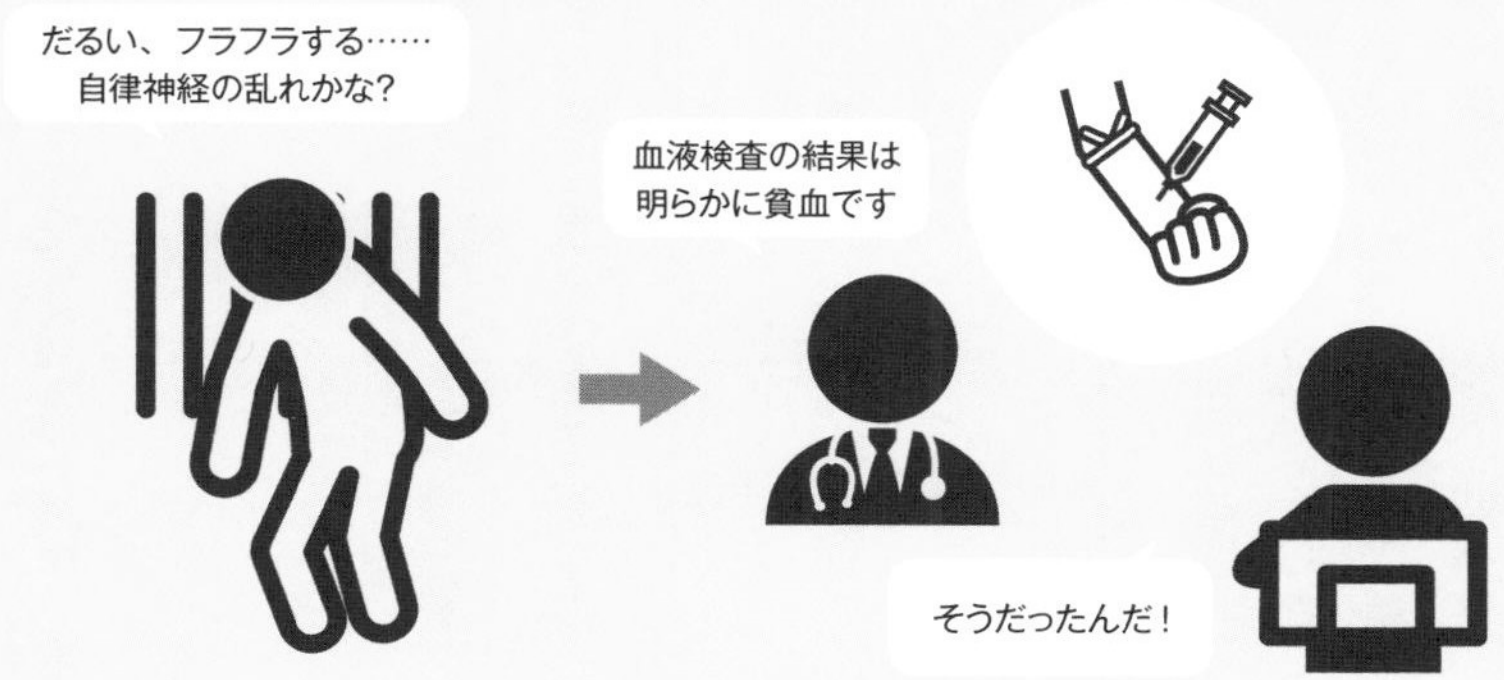
だるい、フラフラする……
自律神経の乱れかな?
血液検査の結果は
明らかに貧血です
そうだったんだ!

貧血の改善は食事やサプリメントで

貧血は食事の改善や鉄分・ビタミン B_{12}等サプリメントなどの摂取で改善します。
ただし子宮筋腫ほか、病気が原因の場合などもありますので、この場合は別の治療が必要です。自律神経の乱れによる貧血症状ならしっかりとした休息が必要です。

貧血

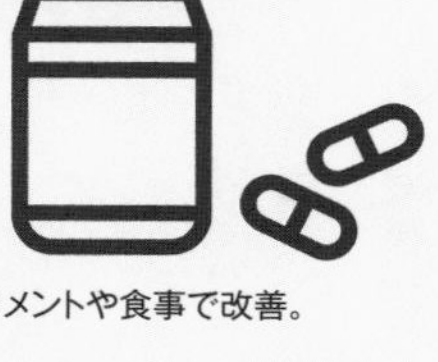

サプリメントや食事で改善。

自律神経の乱れ

心身を休めて改善。

健康でいられる最強の〝長生きみそ汁〟

1日1杯で体も心も健康に

日本人にとって一番身近な食材である「みそ」ですが、このみそほど体によいものはありません。みその原料の大豆には、たんぱく質やビタミン、食物繊維などの重要な栄養素がたっぷり含まれています。さらに発酵させることでアミノ酸がつくられ、より栄養価の高い食材へとバージョンアップします。ビタミンB_1、B_2、B_{12}、ナイアシン、葉酸、カルシウム、マグネシウム、鉄、亜鉛などなど多くの栄養素が含まれており、挙げればきりがないほど。また、近年では**「みその発酵が老化制御機能を生む」「血圧上昇を防ぐ」「胃がんを抑制する」**などの健康効果も実証されています。

そんなスーパーフードのみそを摂取するベストな方法が、みそ汁として飲むことです。様々な食材を具に加えるため1杯で多くの栄養素がとれるし、火を加えることで嵩《かさ》が減るので生で食べるより多くの野菜を摂取できます。**1日1杯飲むことで健康が維持でき、病気を予防し長生きにつながる。みそ汁は最強の健康食と言えるのです。**

さらによいのは「温かい飲み物」であるということ。温かい飲み物や食事は胃腸を通り抜けるときに血流を促進し、副交感神経の働きを高める効果があります。1杯の温かいみそ汁を口にしただけで何だか心がほっとすることはありませんか？　それは副交感神経が活性化され心身がリラックスするから。実は理にかなったことなのです。

温かい飲み物は副交感神経を活発にする

温かい飲み物は、胃腸の血流を促進し、副交感神経を活性化させてくれます。ですから、夜の飲み物は特に温かいものを意識するとよいでしょう。

また、イライラしたときや疲れているときにも、温かい飲み物で自律神経を整えられるので、おすすめです。

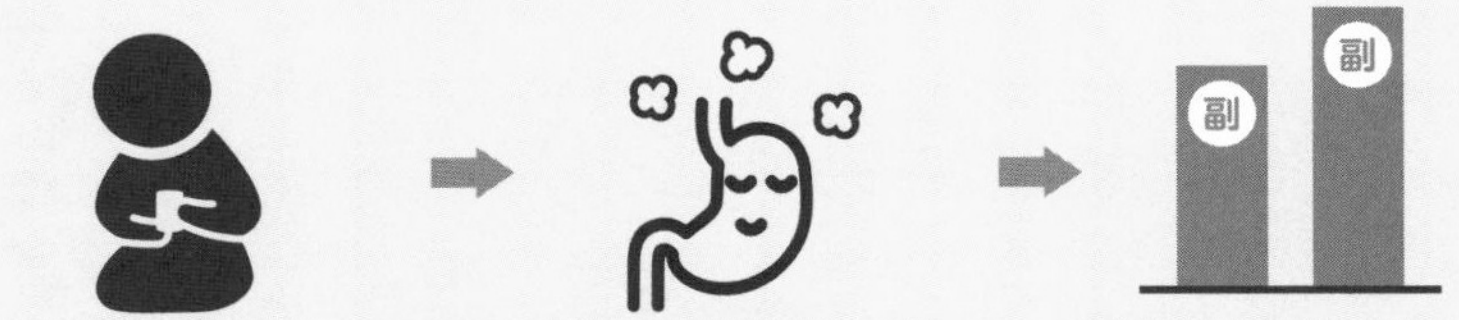
副
副
温かい飲み物を飲む
胃腸の血流が促される
副交感神経が活性化し、
自律神経が整う

こんなときにも温かい飲み物を

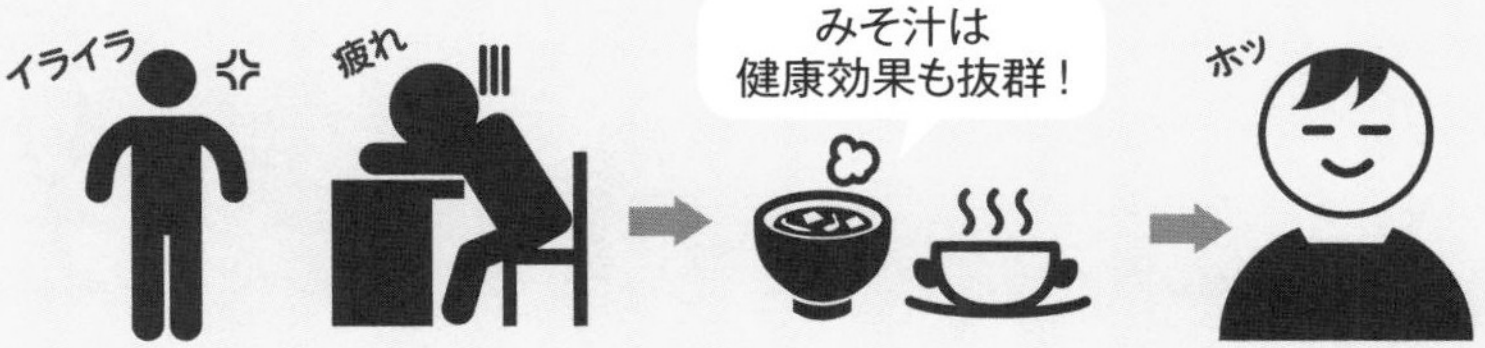
イライラ
疲れ
みそ汁は
健康効果も抜群！
ホッ

どうしても冷たい飲み物が欲しいときは…

冷たい飲み物や冷たい麺類などを食べるようなときは酢やレモン、梅干しなどの酸味をプラスして。これらをとると胃腸が排泄反応をおこし副交感神経が活性化し、自律神経を乱すことなく冷たいものを楽しめます。また、オリーブオイルやごま油は排泄を促し副交感神経の働きを高めます。

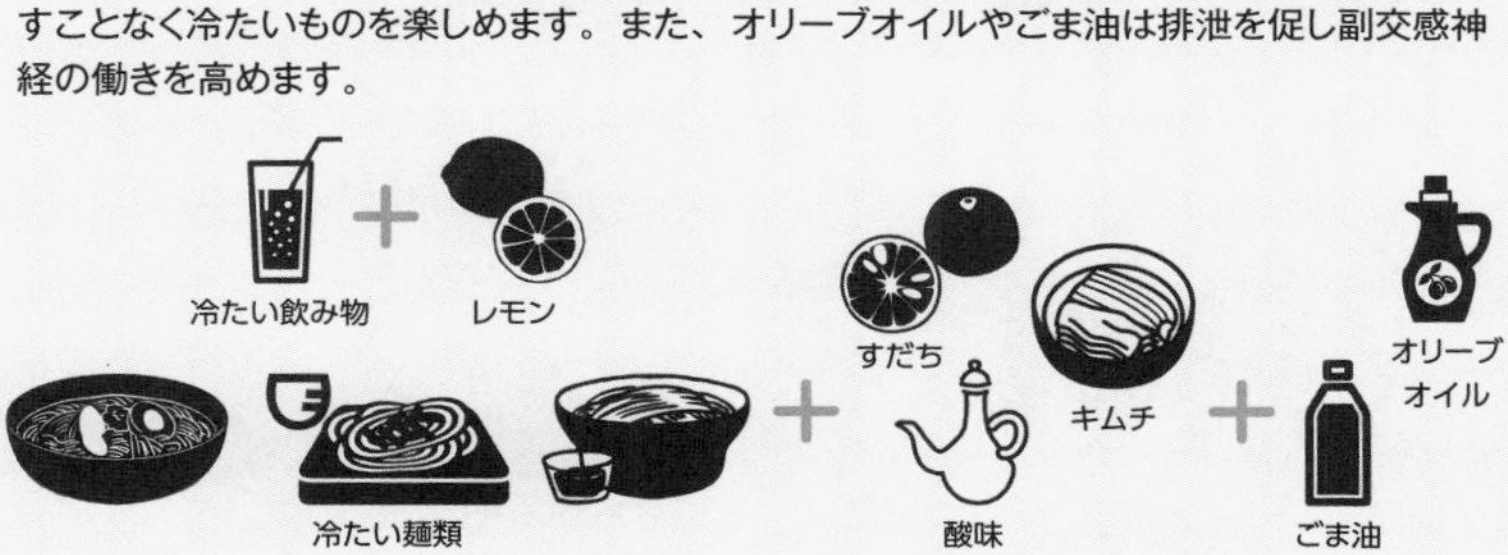
冷たい飲み物
レモン
すだち
キムチ
オリーブ
オイル
冷たい麺類
酸味
ごま油

眠くならないランチのとり方

自律神経の急転換を防ぐ

昼食後に、どっと疲れを感じたり眠気に襲われたりすることがあります。これは食事中に交感神経が一気に優位になり、食後は一転して副交感神経が優位になる「急転換」からくるもの。

食事中は「食べる」という行為で体が活発に動き、交感神経の働きが高まります。車に例えればアクセル全開の状態。**しかし食後は血流が消化器官に集中し、脳の血流が不足して頭がぼんやり。胃腸が活発に動くことで副交感神経も急激に優位になり、いわばブレーキをいきなり踏んだ状態に。よって、不意に疲れを覚え眠くなってしまうのです。**けれどもこの現象は昼食のとり方で防げます。

ポイントは2つ。まず、**食べる前にコップ1～2杯の水を飲むこと。**そうすると腸が反射的に反応して動き出します。あらかじめ腸の働きを活発にしておくことで、食事中も副交感神経をある程度優位に保ち、「急転換」を防ぐのです。

もう一つは、**ゆっくりよく噛んで「腹6～8分目」の量を食べること。**よく噛むことで食事中に徐々に副交感神経を優位にします。さらに、少なめの量に抑えることは、食後の脳への血流不足を防ぐことに。満腹まで食べるより、頭がぼーっとしたり疲れを感じることも少なくなります。それでもお腹いっぱい食べたいときは、必ず食前に水1～2杯を飲んだ上で、食べる順番を生野菜→たんぱく質→炭水化物にするとよいでしょう。

昼食後に眠くなる理由

食後の眠気の最大の原因は、食事をすることで交感神経が一気に優位になりますが、その直後の食後には消化が始まり消化器が動き出すことによって副交感神経が優位になるという急な転換による生理現象です。

❶ごはんを食べる　❷胃腸が消化し始める　❸眠くなる

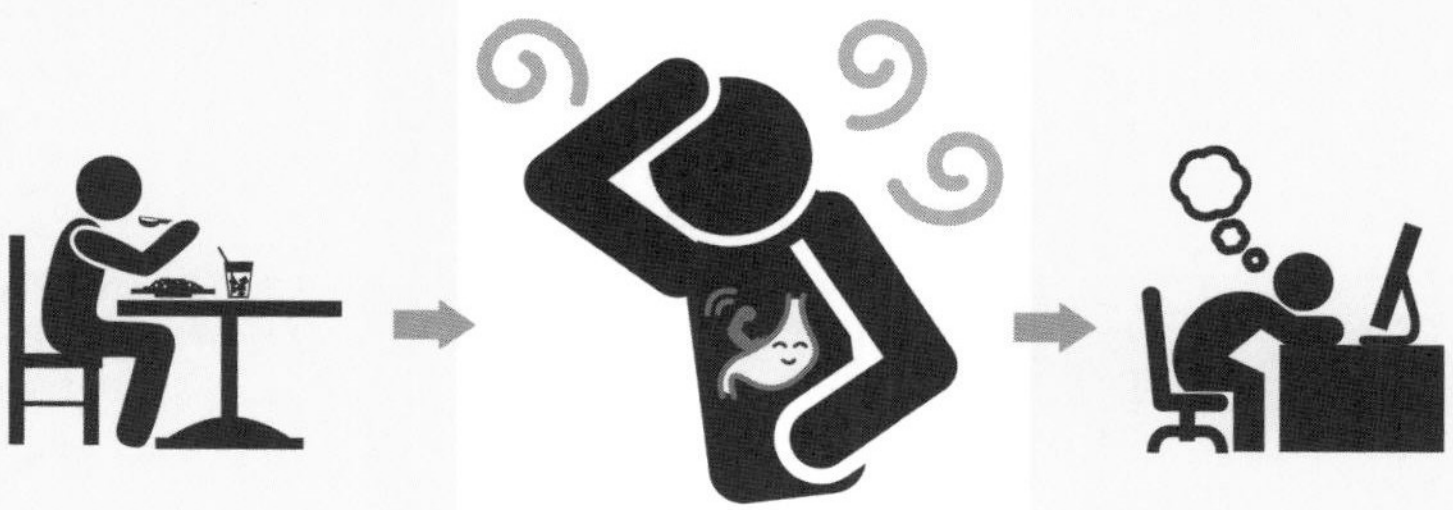

消化吸収で胃腸に血流が集中して頭に行く血が減りボーっとしてくる

胃腸が動くと急激に副交感神経が優位になる（フル稼働）

眠くならないようにするには

食前に水を飲むという行為で副交感神経を優位にしておくので、食後の消化での急激な自律神経の急転換を抑えます。また、食べる量を6～8割に減らして、消化吸収に大量の血液を使わないようにすることも、午後のパフォーマンス維持にはとても有効な方法です。

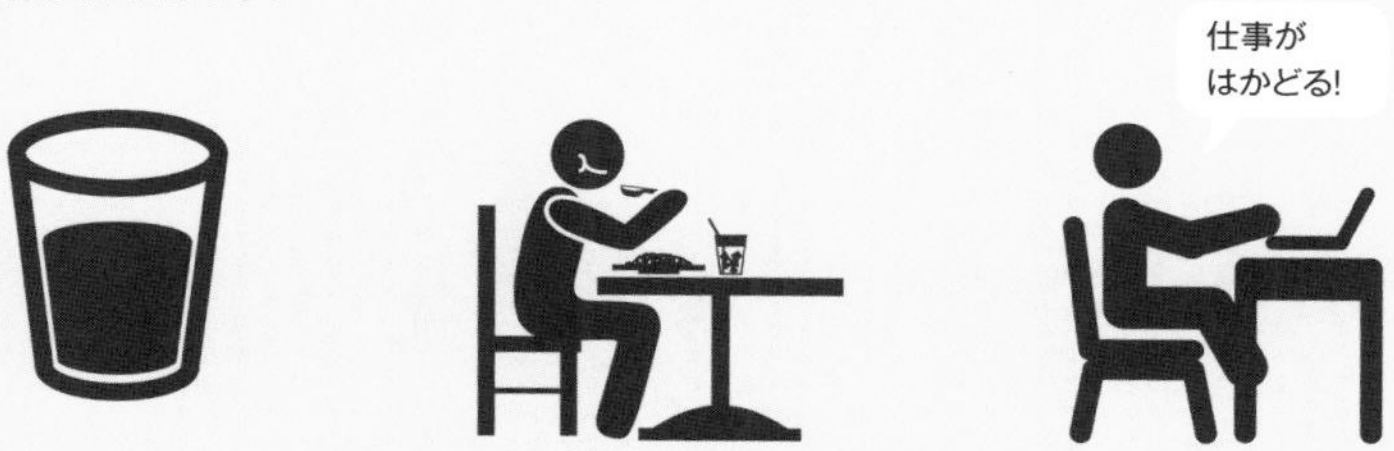

①食べる前にコップ1～2杯の水を飲む

②腹6～8分目の量を、ゆっくり噛みしめて食べる

③午後もアクティブに!

夕食は21時までに食べ終えるのが大事

「腸のゴールデンタイム」を活用

夕食は「食べ終える時間」がポイントです。食事間隔は最低5時間空けること。食べたものが小腸を通りすぎるまでに5時間かかるので、それより前に食べると胃腸に負担がかかってしまいます。例えば、朝食を7時に食べたら昼食は正午、夕食は17時以降。少し早めのスタートですが、夕食時間は早ければ早いほどおすすめ。どんなに遅くても、就寝の3時間前、21時を目安にすべて食べ終えるようにするのが基本です。

食後の3時間は胃腸が活発に動いて副交感神経の働きが高まる時間帯。中でも夕食後の時間は、消化吸収が盛んになり副交感神経が最も優位になる「腸のゴールデンタイム」です。食べてから寝るまでの時間が短いと、食事で上昇した血糖値が十分に下がらず脂肪となって蓄積されやすくなります。さらに、3時間おかずに寝ると交感神経がまだ優位なままなので、睡眠の質も下がるし、食べたものが十分に消化されず細胞に栄養が行き渡らないという悪循環に。

また、胃に食べたものの多くが残った状態で横になると、胃酸が食道を逆流して「逆流性食道炎」になる危険性があります。不眠や肥満、病気予防のためにも、夕食後の3時間は腸を働かせる「腸のゴールデンタイム」にあてること。21時までに夕食を済ませ、入浴したりストレッチをしたり、リラックスして過ごすようにしましょう。

夕食は5時以降なら早ければ早いほうがよい

食間は5～6時間空け、夕食の時間は夕方の5時から夜の9時までのなるべく早い時間にとることが副交感神経のバランスを高める質のよい夕食にする秘訣です。可能ならば、できるだけ早い時間にすると、より自律神経によい影響があります。

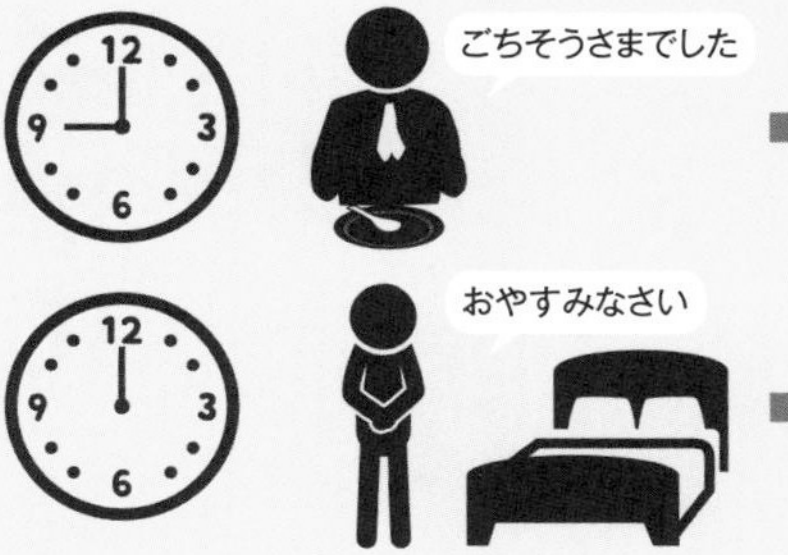
12
9
3
6
ごちそうさまでした
12
9
3
6
おやすみなさい

夕食は遅くても21時までにとること

21時に夕食を食べたとしたら、
就寝は24時以降が◎。

夕食後3時間以内に寝ると不調のオンパレード

食後3時間の「腸のゴールデンタイム」をとらずに寝てしまうと自律神経が乱れて様々な不調をきたします。

夕食後3時間以内に寝てしまうとおこる不調

体力･免疫力の低下

腸内環境が悪化する

自律神経が乱れて
疲れやすくなる

睡眠の質が下がる

他にも…

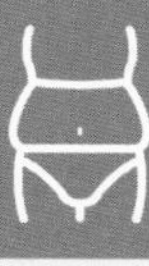

血糖値が下がらない
うちに寝てしまうので
太る

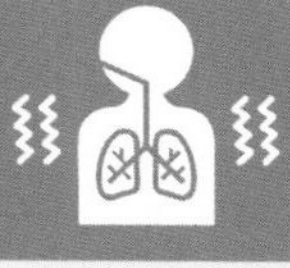

まだ消化されていない
食べ物が逆流
逆流性食道炎

夕食後の3時間で「良質な睡眠」にする

就寝前に副交感神経を優位にする

「質のよい睡眠」とは何か？　たとえ長時間寝ても疲れがとれないことがあります。逆に、短時間でもすっきり目覚めることができる場合も。ではどうすれば「質のよい睡眠」を手に入れることができるのか？　ポイントは夕食後の3時間の過ごし方にあります。

夕食中は口を動かし食事を楽しみ、交感神経の働きが急上昇します。けれども食後は胃腸を働かせるため、副交感神経の働きが徐々に高まります。この両者は一方が高まると他方が低くなる、いわば「シーソー」のようなメカニズム。そのため、交感神経の働きは逆に低下し、心身はゆっくりとリラックス状態に向かっていきます。**食後、交感神経と副交感神経の働きが入れ替わり、十分に副交感神経の働きが高まるまでに3時間。もしその前に寝てしまうと、副交感神経の働きが十分上がり切らず、いくら寝ても体が疲れたままということに。**つまり、睡眠においても「腸のゴールデンタイム」をしっかり確保することが大切なのです。

そして、この3時間はリラックスして副交感神経を活性化させること。入浴も熱いお湯は交感神経の働きを上げるのでＮＧ。ぬるめのお湯にゆっくり浸かりましょう。また、寝る前は機敏に動かずゆっくりした動作を心がけるように。スマホや明るい照明も避け、脳を刺激しないこと。そうすれば、自然と快適な眠りにつくことができます。

夕食後3時間で副交感神経が優位になるのを待つ

夕食後の3時間の例	自律神経をシーソーに例えると…
1 ごちそうさま PM9:00	副 交 食事をすると交感神経がグッと優位になり体がアクティブな状態になります。
2 のんびり PM10:00	副 交 食事を終えると、胃腸を働かせるスイッチが入ってゆっくりと副交感神経の働きが上がってきます。
3 お風呂 PM11:00	副 交 1日の終わりのお風呂は自律神経の安定にとって大吉！ 39〜40度のお湯で、副交感神経をさらに上げましょう。
4 寝る Good night! AM12:00	副 交 夕食後3時間で消化は終了。この副交感神経が最大に上がったタイミングで寝ると質のよい睡眠をとることができます。

チョコとナッツで疲労回復&血流アップ

効果的な間食は腸にいい

朝、昼、夜の食事の他に間食をとることは、決して悪い習慣ではありません。**ちょこちょこ食べることで副交感神経の働きが全体的に高まり、日中の腸の働きがよくなる**からです。そこで、間食におすすめしたいのがチョコとナッツ。**チョコレートは太ると思われがちですが、様々な効能のある栄養素が含まれている「完全栄養食」**です。

特に主原料のカカオには血流をよくする効果が大。例えば、抗酸化作用のあるカカオポリフェノールは血管を丈夫にして動脈硬化を防ぎ、カカオバターに含まれるオレイン酸はコレステロールを抑制し、生活習慣病予防につながります。他にも食物繊維や不足しがちなミネラル、特に血流を良くするマグネシウム、亜鉛などが豊富。さらにチョコレートには、鎮静作用があるテオブロミンという成分が含まれており、副交感神経を活性化してイライラ解消や脳の疲労回復にも役立ちます。

また、**アーモンドやくるみなどのナッツもビタミン、ミネラル、食物繊維が豊富なうえ、悪玉コレステロールを減らして肥満を予防するオメガ3脂肪酸もたっぷり含まれています。**

デスクワークで疲れたとき、小腹が空いたときは高カロリーで脂質や糖質過多のスナック菓子は避け、チョコやナッツをとること。カカオ含有量が高いチョコや塩分、油分のない素焼きのナッツなどを選べばより効果的です。

チョコレートは完全栄養食

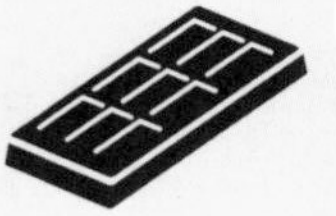

すごい
チョコレートの主原料「カカオ」の効能

「カカオポリフェノール」…抗酸化作用があり、血管を丈夫にして動脈硬化を予防

「カカオバター」……………オレイン酸が含まれており、コレステロールを抑制

「食物繊維」…………………腸が健康に

「テオブロミン」……………神経を鎮静化しイライラを解消したり、脳の疲労を癒す効果がある

ほかにもマグネシウム、亜鉛などのミネラルも豊富

間食におすすめなナッツやチョコレートで頭が冴える

アーモンドやクルミなどのナッツ類はビタミンとミネラルの宝庫。食物繊維も豊富でカカオと同じように腸内環境を整える効果もあります。また、オメガ3も豊富なので体内の悪玉コレステロールを減少させたり生活習慣病や肥満を予防する効果もあります。

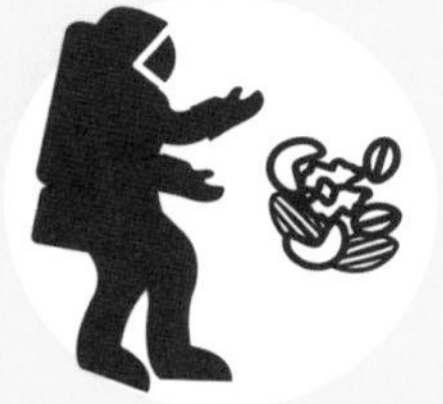

宇宙飛行士が心身ともに高いパフォーマンス力を発揮するために、ナッツを積極的に摂取しているのは有名な話。

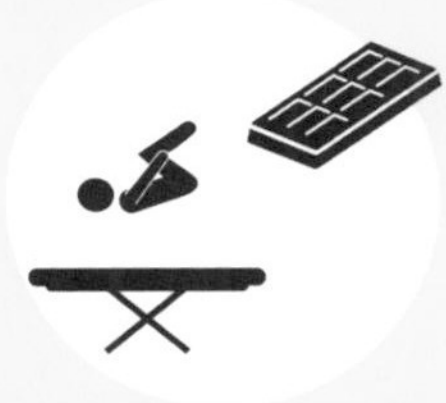

集中力を高め、最大のパフォーマンスをするためにチョコレートを食べるアスリートは多い。

チョコレートやナッツは仕事や勉強中の間食にも、おすすめ。カカオ含有量の高めなチョコレートなら、よりカカオの栄養分を享受できます。

ガムを噛めば平常心＆脳も活性化

多種多様な咀嚼《そしゃく》の効果

前にも述べたように、よく噛んで食べると脳が活性化します。さらに、咀嚼のリズムや表情筋が緩むことで副交感神経の働きが高まり、自律神経が安定します。つまり、ガムを噛めば、脳は活性化しつつも、心は穏やかで平常心を保てるのです。メジャーリーグの選手たちがよくガムを噛んでいるのは、まさにこのため。私たちも、緊張する会議の前、イライラして怒りを抑えられないときなどにガムを噛むと、不思議と平常心を取り戻すことができ、心身のパフォーマンスがアップします。

事実、最近の実験や研究ではそれが明らかになっています。チューインガムを使った実験では、**ガムを噛むことで脳の血流がよくなり、小脳や前頭葉の運動野ではなんと10～40％も血流が増加していることが認められました。また自律神経においても、ガムを噛むと深い睡眠や瞑想《めいそう》の際に見られる脳のアルファ波が増加するという結果が判明。これは副交感神経の働きが高まり、心身が非常にリラックスしたためだと考えられます。**

ちなみにガムを噛む効能は、脳を活性化して心を落ち着けること以外にもあります。例えば、加齢によって起こる歯槽膿漏予防。咀嚼によって歯槽骨髄の血流がよくなることから防げます。さらに、よく噛むと咀嚼筋から脳に刺激が伝わり、内臓脂肪を分解する効果のある「ヒスタミン」が分泌。つまりはメタボ予防にもなるのです。

メジャーリーガーの選手がガムを噛んでいるわけ

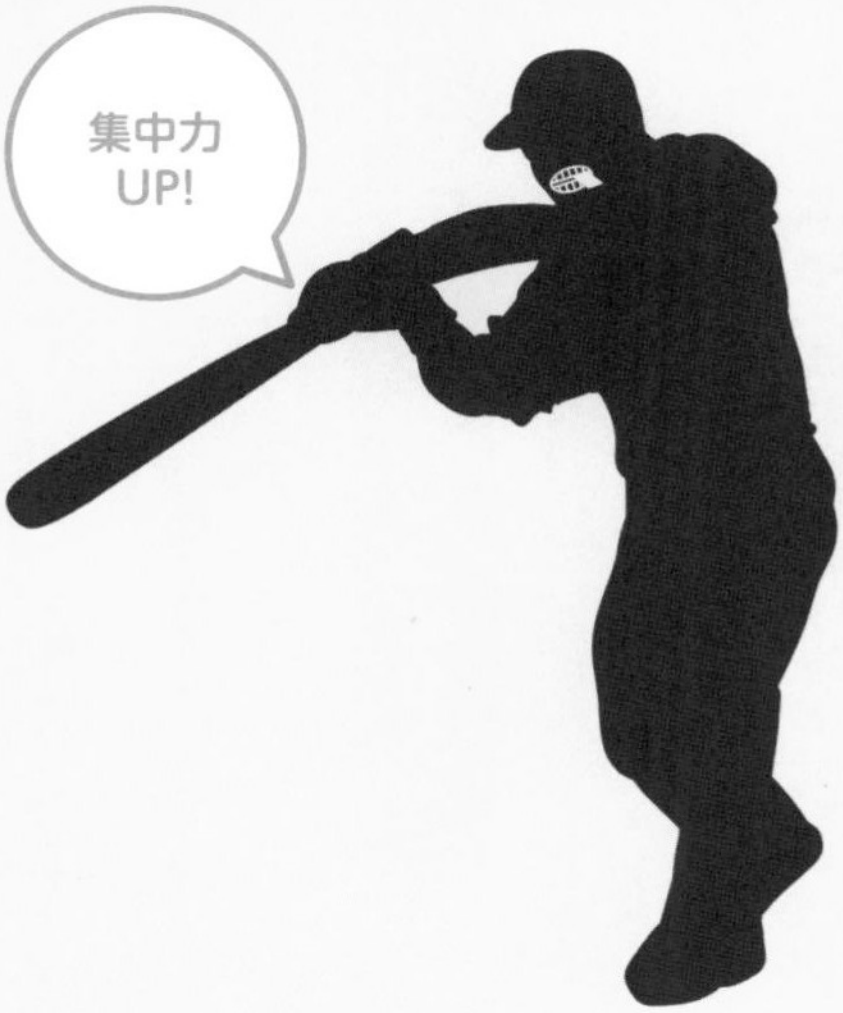

メジャーリーガーがよくガムを噛んでいるのは、平常心を保ち、脳を活性化させるため。
副交感神経の働きを上げて脳の血流をアップさせるのでスポーツ以外でも集中したいとき、大切なプレゼンの前などにもぴったりです。

加齢で増加する歯槽膿漏（歯周病）予防にもガムが効く

歯を失う原因や、最近では様々な病気の一因となることがわかってきた歯槽膿漏（歯周病）は、顎にある歯槽骨髄という場所に汚れた血液が溜まることが原因のひとつ。ガムを噛む行為は、この歯槽骨髄の血流がよくなることで汚れた血液が溜まりにくくなり、歯槽膿漏の予防が期待できることがわかっています。

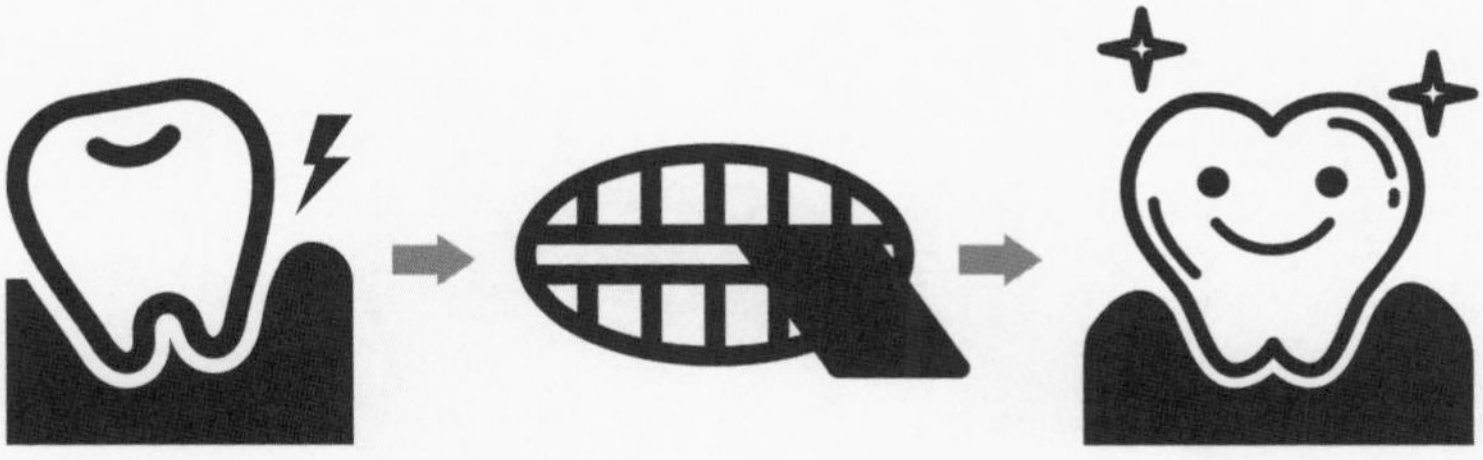

ホットコーヒーで腸から幸せ物質が？

ストレス解消&血流アップにも

心身の疲れを癒し、自律神経の安定に役立つのが1杯のホットコーヒー。朝の目覚めに温かいコーヒーを飲むと、コーヒーに含まれるカフェインが交感神経を活性化し、眠気を覚まし気分をすっきりさせてくれます。交感神経の高まりにより気持ちが高揚するため、ストレス解消にも効果的。気分が落ち込んだときの気付け薬にもなります。

けれどもコーヒーの効能はカフェインだけではありません。**末梢血管を拡張させる作用や抗酸化作用といった血流アップ効果のほか、大腸のぜん動運動を誘発するので便秘解消、腸内環境の改善にも効果を発揮するのです。また特筆すべきは、主に腸壁で作られるセロトニン、またはドーパミンといった幸せ物質の分泌量を増やす効果があるということ。**これはハーバード大の研究で実証されており、同大の調査ではコーヒー愛飲者はうつ病患者が少なく、1日2〜4杯飲む成人は男女とも自殺リスクが半減するとの報告もあります。

ただし、コーヒーは飲めば飲むほどよいというわけではありません。フィンランドの調査では、1日8〜9杯飲む人は自殺リスクが逆に増加するとの報告が。さらに、カフェインのとりすぎは自律神経のバランスを乱す危険性も……。適量は1日2〜4杯、アイスではなく腸を温めるホットコーヒーがおすすめ。また、寝る前の3時間は避け、なるべく日中に飲むようにしましょう。

1日2～4杯のホットコーヒーが効く

カフェインやポリフェノールの一種クロロゲン酸などが豊富なコーヒーは腸や自律神経にもよい効果がたくさんあります。腸を冷やさないようにホットで飲んで、リラックスしながら沢山の効能を享受しましょう。

カフェイン

- 交感神経の働きを活性化し眠気をとる
- ストレスを解消してくれる
- 落ち込んだ気持ちを
リラックスさせてくれる
- セロトニンやドーパミンの分泌量を
増やす「抗うつ効果」がある
- 末梢血管を拡張させる
作用がある

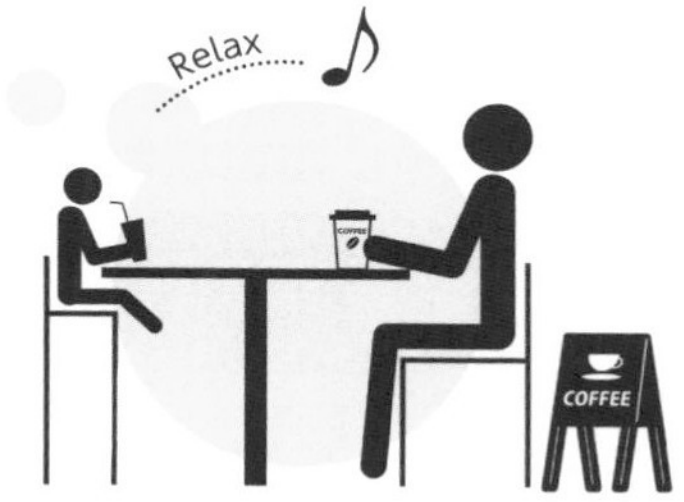

忙しいときこそ、
コーヒーでひと休みする
息抜きも必要

クロロゲン酸（ポリフェノールの一種）

- 抗酸化作用があり血流をよくする

他にも…

大腸のぜん動運動も刺激する効果

- 便秘を解消し、腸内環境や全身の血流の改善に役立つ

コーヒーの香り

- リラックス効果

column

善玉菌を増やす最強の菌とは

善玉菌のエサとなる菌には、乳酸菌やビフィズス菌があります。
私たちが手軽にこの菌をとれるのはヨーグルト。「生きて腸まで届ける○○菌」などと謳《うた》う商品は最強ですが、普通のヨーグルトでもOK。菌が死んでしまっても善玉菌のエサになってくれます。色々な生菌が添加されたヨーグルトは人によって相性があるので、まずは2週間から1か月同じ菌（同じ商品）で続けてみましょう。

加えて一緒に摂取しよう

A菌　B菌　C菌

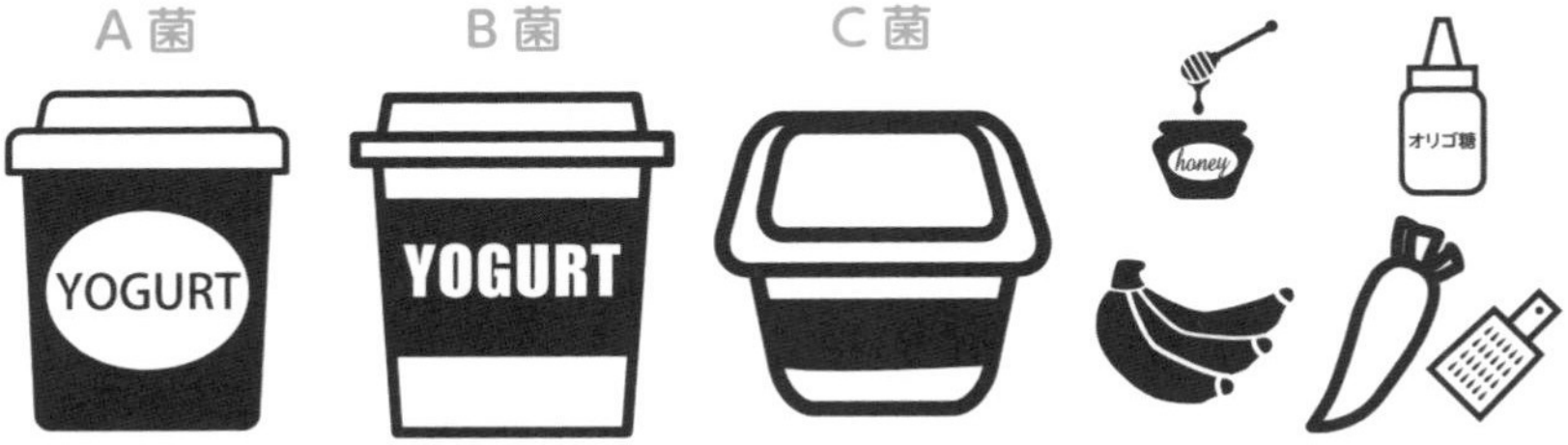

・2週間ほど食べ続けるうちに、便がバナナ状になった・肌が明るくなった・疲れにくくなった・よく眠れるようになったら相性のよい証拠です

ヨーグルト以外では、発酵食品である納豆やみそ、麹菌を使った料理などの様々な種類の食品にも乳酸菌が含まれています。毎日摂取することによって悪玉菌が増えない腸内をつくることができます。

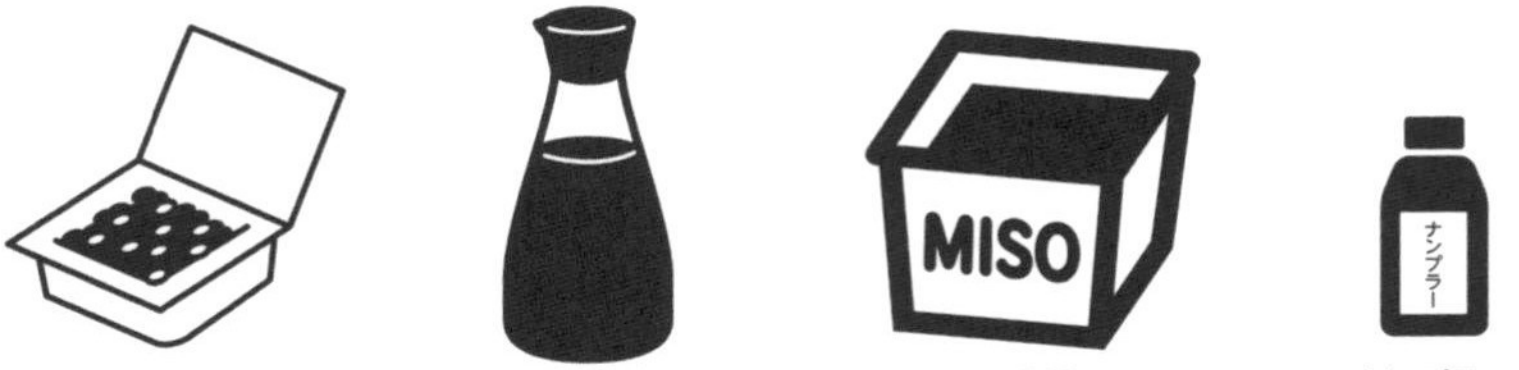

納豆　醤油　みそ　ナンプラー

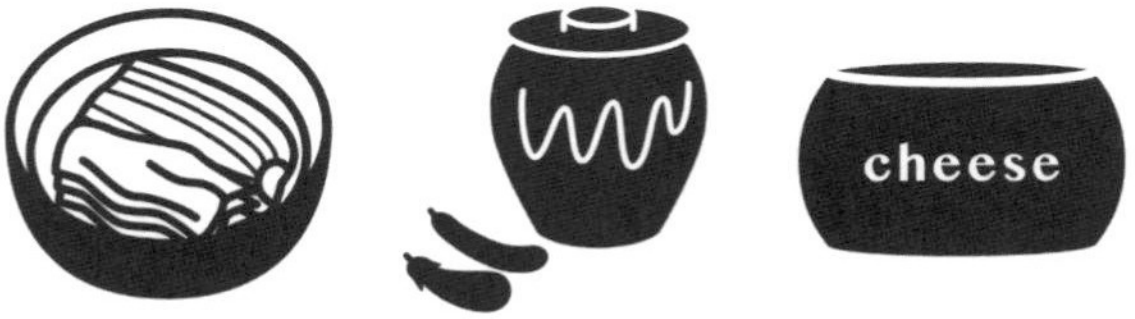

キムチ　漬物　ナチュラルチーズ

第4章

自律神経を整える
メンタル力

人の意見に左右されない人間力を磨く

「人は人、自分は自分」が幸せのカギ

仕事のプレッシャーや育児・介護疲れといった精神的なストレスも、自律神経を乱す大敵です。**中でも避けて通れないのが、対人関係によるストレス。他人が自分の思い通りにならないことにもどかしさを感じたり、他人と自分を比べて劣等感を抱いたり……これらは私たちの心を蝕むストレスとなり、自律神経のバランスを大きく崩す原因になります。**対人ストレスは自分一人で解決ができず、悩みが深刻になりやすいためです。

　そうしたストレスから自由になるには、「人は人、自分は自分」という考えを持つことが大切です。自分の中にブレない軸を持ち、他人の意見に左右されない確固たる価値観を据えるのです。

　とはいえまったく人目を気にしない、コンプレックスを持たないなどということは、そう簡単に実践できるものではありません。どれほど意識しないよう努めても、他人の目や言動が気になるのは人としてごく自然な反応。そこで求められるのが**「気にしない」ことよりも、「放っておく」ことへ考え方をシフトすること。自分に向けられる評価や他人の目から距離を置き、関知しないようにするのです。**心が乱れそうなSNSやネットの情報を見ないようにする、気分の晴れることだけを考えるなど、自律神経を安定させることを最優先に考えましょう。それこそがあなたの人間力を磨く一歩であり、幸せへの近道となるのです。

対人ストレスが自律神経を乱す原因になりやすい

イライラすると交感神経が優位になり、血流を滞らせます。そうなると脳へも血が回らなくなるため、思考力が下がって感情のコントロールがしにくくなります。

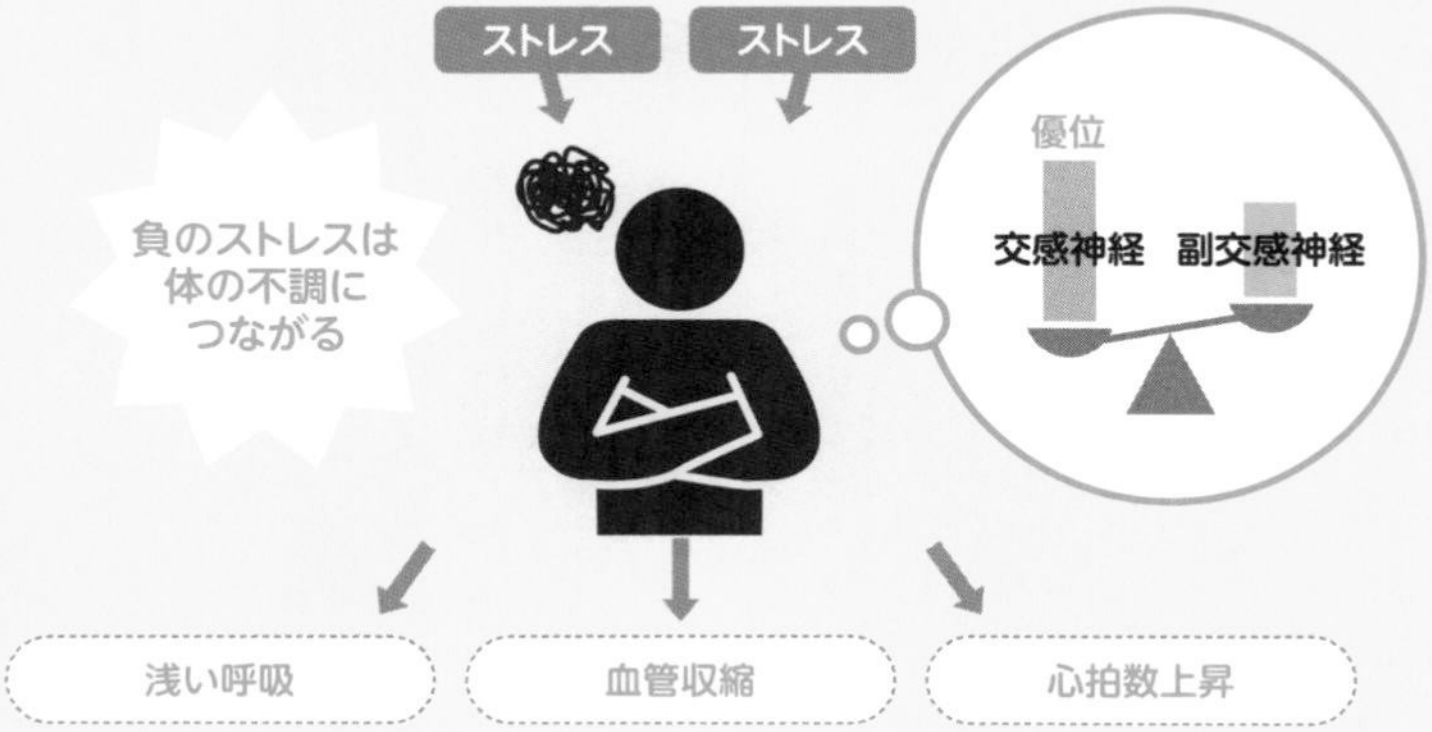

ぶれない軸を持つ

自分の軸（=価値観）をしっかり持っていれば、周りの意見に左右されたり、振り回されたりすることも少なく、ストレスを軽減できます。

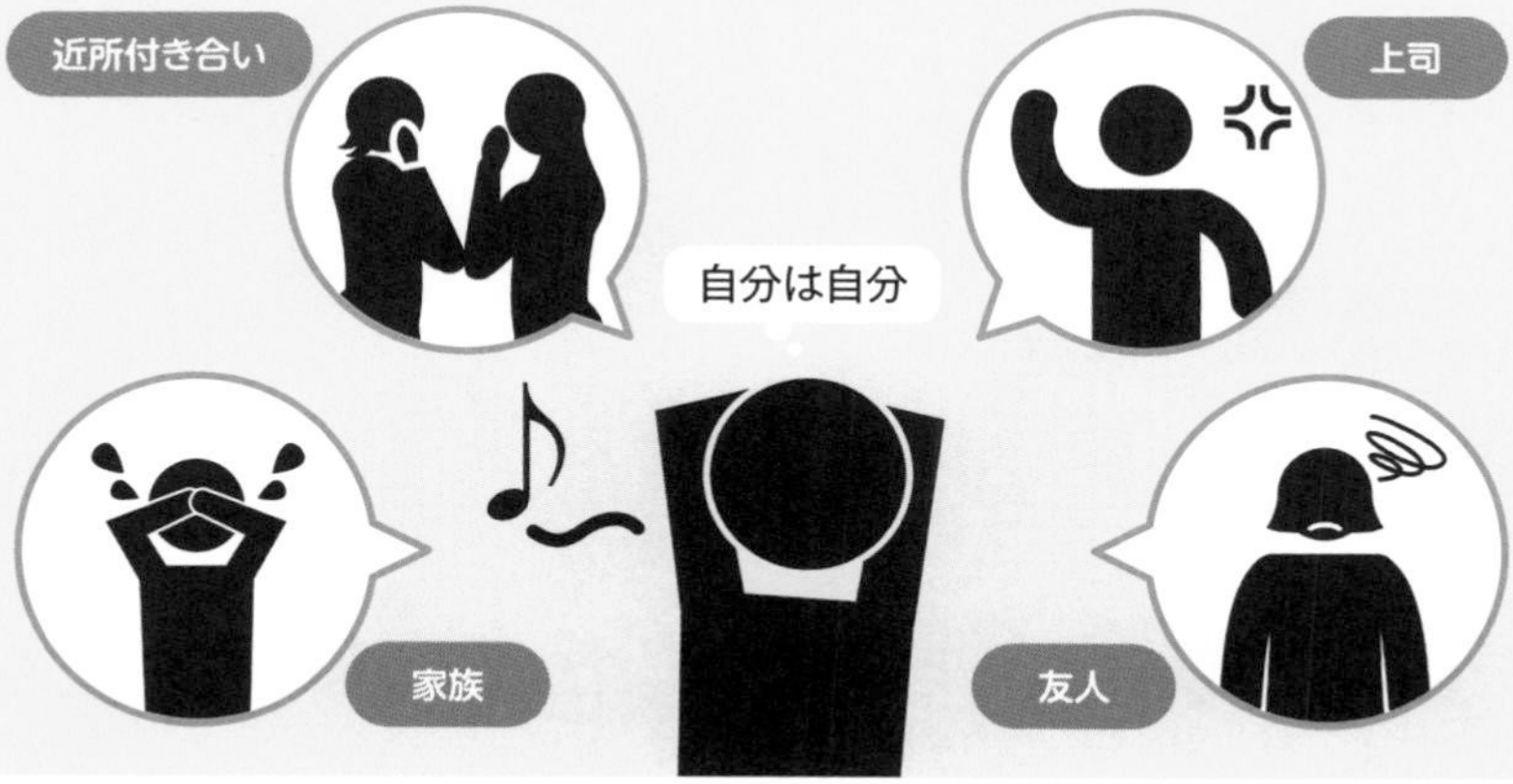

自律神経の乱れは伝染する

自律神経が職場や家庭にも影響

自律神経が整うと自分自身にメリットがあるだけでなく、周りにもよい影響が広がります。

例えばスポーツ選手。ある一人の選手の投入によりピンチだった流れがガラリと変わるということがあります。こうした選手は自律神経が安定しており、高い集中力と冷静さを保ちながらリラックスしたムードをチーム内にもたらします。安定した自律神経はチームメイトにも伝染し、不利な形勢を一転有利に変えてしまう力があるのです。

職場でも同様です。大事なプロジェクトが進行しているとき、プレッシャーからメンバーの自律神経は乱れがちに。そんなとき**自律神経の安定した人がいると、その落ち着いた立ち居振る舞いや声かけにより他の人にも安心感が伝わります。**ピリピリした空気が和やかになってメンバー同士の結束が強まり、プロジェクトを成功に導くのです。

それは家庭でも同様。お母さんやお父さんの自律神経が安定していると、子どもの自律神経にもよい影響が及びます。逆にお母さんが育児に不安を感じていたり、お父さんが仕事で強いストレスを抱えていたりすると子どもの自律神経も乱れ、心身の不調につながることがあります。「早く早く」と急《せ》かしてばかりの子育てでは、子どもの交感神経が過剰に刺激され、落ち着きのなさを招くことに。家庭では大人がゆったりと接することで、子どもの自律神経も安定していくのです。

自律神経は周りの人にも影響を及ぼす

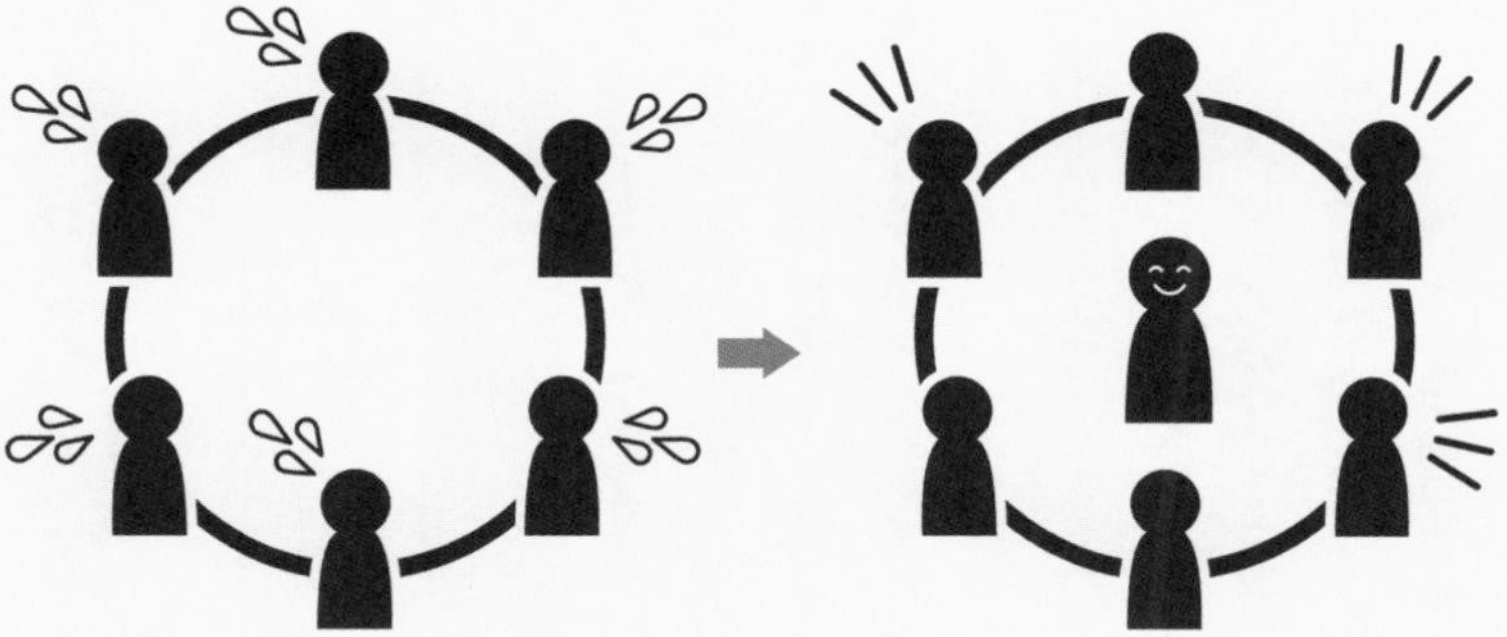

一人がピリピリすると
周りの人にも伝染して
職場全体に悪い雰囲気が広がる

ピリピリしている雰囲気のときに
自律神経のバランスのいい人が加わるだけで
悪い流れを断ち切ることができる

子どもを急かすと逆効果

いつも「早く準備しなさい」「早く食べなさい」と子どもを急かしてばかりいると、子どもの能力を引き出すためには逆効果。親の自律神経の乱れが子どもにも伝染してしまうため、早く動きたくても動けなくなってしまいます。

子ども自身も焦っている状態

↓

親の焦りが伝染して、自律神経が乱れ
本来の力を発揮することができない

↓

さらに「早く」と急かされ、
自律神経がさらに乱れる

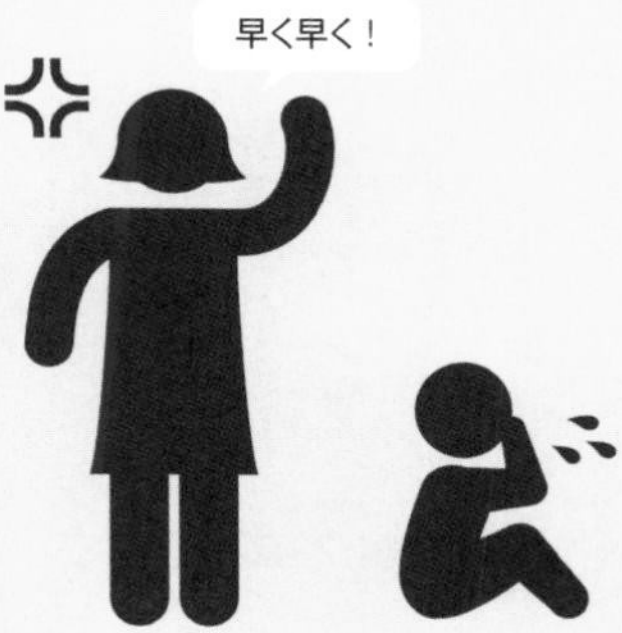

スピーチやプレゼンなどで緊張を和らげるコツ

自分なりのルーティンを決めておく

試合中のアスリートが、サーブを打つ前やキックを蹴る前などに、決まった動作や手順を行っている姿を見ることがあります。これらは自律神経を整えるためのルーティン。**普段の練習からルーティンを繰り返すことで、プレッシャーや雑念に捕らわれず、平常心でプレイできる**のです。アスリートでない一般人にも、心を整えるルーティンは役立ちます。ストレスのかかる場面に遭遇し、心が乱れそうなとき、平常心を取り戻したいときにはルーティンを実践し、自律神経を整えましょう。

深呼吸は心を落ち着かせる有効な手段のひとつですが、「深呼吸しなければ」と思い詰めることが、かえってストレスになる場合もあります。そんなときは、その場にまったく関係のないことに集中するとよいでしょう。例えば緊張するプレゼン前の待ち時間には、部屋にある時計を探し、そのデザインや文字盤をじっくりと眺めます。「時計を見る」という動作に集中し、自律神経を乱す原因から一旦心を離すことで心拍数や呼吸を落ち着かせ、自律神経を安定させるのです。これでうまくいけば、その後も「時計を見る」というルーティンを繰り返すことで、大事なプレゼンや会議に落ち着いて臨めるようになるはずです。**このように、あらかじめ自分が落ち着けるルーティンを決め、自律神経が乱れそうになったらいつでも実践できるよう準備しておくことをおすすめします。**

心を落ち着けるルーティンワーク

「イライラしたらこうする」など自分なりのルーティンワークを持っていると、想定外のことが起こったときも慌てずに心を冷静に落ち着けることができます。

おすすめのルーティン

深呼吸する

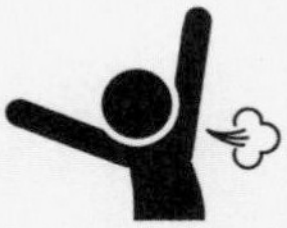

イライラすることがあって「自律神経が乱れたな」と感じたらまずは深呼吸。道具も必要ないので手軽にできます。

コーヒーを飲む

コーヒーに含まれるカフェインは、交感神経の働きを活発にし、眠気をとったりストレスを解消してくれたりします。

水を飲む

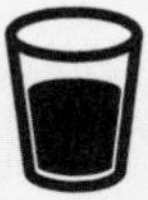

気持ちが高ぶっているときにおすすめ。胃腸が刺激され、副交感神経の働きを高める効果があります。

上を向く

背筋を伸ばして上を向くだけで呼吸が深くなります。反対に、スマホ操作などで下を向く姿勢は呼吸を浅くする原因に。

毎日いい呪文を唱える

「今日はあれに気をつけよう」と自分にいい呪文をルーティン化するだけで、突発的な事故などの不安を意識できるように。

緊張するときに使える対処法

手を広げる

気持ちがこわばると、体もこわばります。特に親指に力が入ってしまいがちなので、意識して力を抜きましょう。

時計のデザインを見たり、メガネの人を数える

時計のメーカーや形に意識を向けたり会場に入ったらメガネの人を探すことで、焦っていることへの集中が弱まり呼吸も安定します。

次のことを考えすぎると不安定になる

いまやるべきことを一つずつ

やるべきことがたくさんあると、つい「あれもこれも」と焦って考えてしまいがち。焦りは自律神経の乱れを引き起こし、体や心のダメージとして積み重なってしまいます。そうした事態を避けるには、やるべき作業の見直しが必要。「いま」最優先すべきことに集中し、一つずつ片付けていくのです。そして一つのことを確実に処理するまでは次を考えないようにすることが、パニックにならず落ち着いて物事に対処するためのポイントです。

　具体的にはまず、今日自分で「やろう！」と決めたことを手帳やメモに書き出すことから始めましょう。やるべきことが複数ある場合はそれらを思いつくままリストアップし、それぞれに優先順位をつけていきます。これによって今やるべきことが明確になり、順位を決めることで頭の中が整理され、作業が効率よく進められるのです。リストアップする項目は小さなことでも構いません。重要なのは決めた順番のとおりに集中して作業を行い、一つずつ確実に処理していくこと。リストをやり遂げるにしたがって自信と達成感が芽生え、自律神経の安定にもつながっていくのです。

　ちなみに、脳が最も活性化する時間帯は朝。発想力や企画力が必要な作業は、この時間帯に優先して行うのがおすすめです。交感神経の働きが低下し始める午後は、深く考えなくても進められる機械的な作業に向いています。

やるべきことは一つずつ片付けていく

(例)

歯医者に電話する

↓

お店を調べて候補を出す

↓

商談の準備をする

⋮

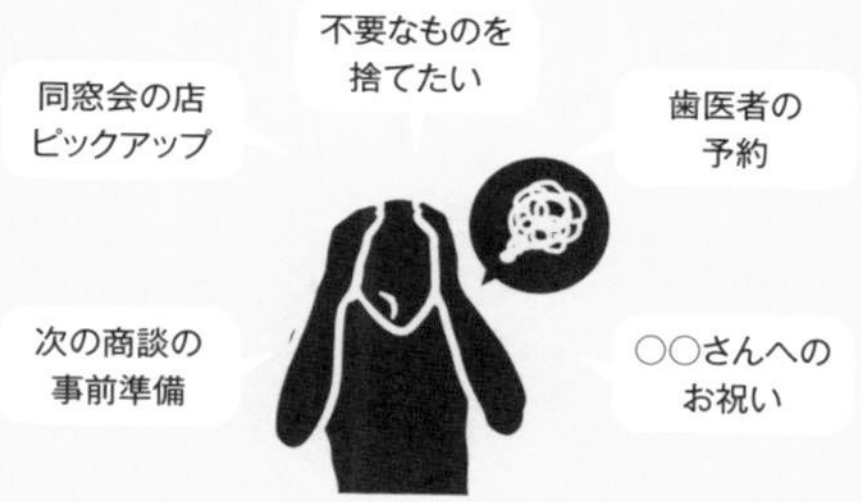
同窓会の店
ピックアップ
不要なものを
捨てたい
歯医者の
予約
次の商談の
事前準備
○○さんへの
お祝い

仕事でもプライベートでもやるべきことを「あれもこれも」と焦って考えてしまうと、自律神経が乱れがちに。いまやるべきことに集中して一つずつ対処していきましょう。

頭の中をすっきりさせてスムーズに物事を進めるポイント

重要なことは朝にする

脳が最も活性化する時間帯は朝。物事を深く考えたり、発想力を必要とする作業は朝にすると集中できます。逆にあまり考えなくてもいい作業は夕方に行うのがベスト。

メモを書いて優先順位をつける

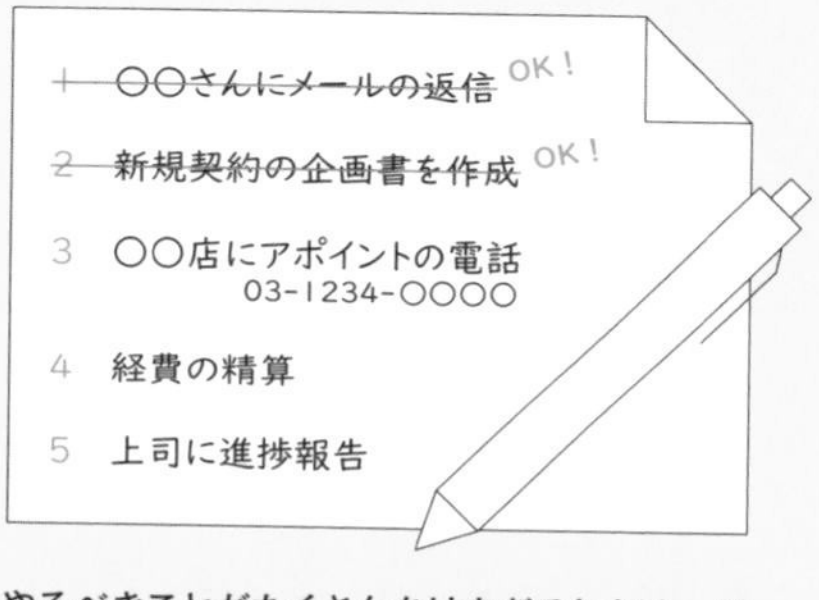
1 ○○さんにメールの返信 OK!
2 新規契約の企画書を作成 OK!
3 ○○店にアポイントの電話
03-1234-○○○○
4 経費の精算
5 上司に進捗報告

やるべきことがたくさんありすぎるときは、思いつくままにメモに書き出しましょう。それに番号をふるだけで頭の中が整理され、作業がスムーズに進みます。さらに終わったものから消していくと達成感が出ます。

ため息はついてもいい！

ため息は体をリカバリーする自浄作用

「ため息をつくと幸せが逃げる」という言葉があるように、一般的にネガティブな印象があるため息。しかし、自律神経の面からみると、ため息はとても体にいいものなのです。

ため息が出るときは、心配事や悩み事を抱えていたり、根を詰めて作業をしていたりするときです。そのとき体は緊張でこわばり、呼吸が浅くなって血管が収縮し、自律神経が不安定になってしまいます。そこで「ふぅ～」とゆっくり長く息を吐くことで、浅くなった呼吸が深くなります。滞っていた血流をよくし、酸素の供給量も増え、副交感神経の働きを高めてくれます。つまりため息は、自分の心と体をリセットするすばらしい自浄作用なのです。反対に、ため息を我慢してしまうと、ますます血流が悪くなり、頭痛や肩こりなど肉体的な不調につながる可能性も高くなります。

今後は、仕事や家事などでため息をつきたくなったら、体をリセットし幸せを呼び込むチャンスだととらえ、思う存分長い息を吐きましょう。

このことからも、自律神経を整えるうえで深い呼吸が欠かせません。自律神経の乱れを感じるときは、ひたすら呼吸を繰り返すことだけに意識を集中させる「瞑想」がおすすめ。第2章で紹介した、「1：2」の呼吸法を静かな場所で目を閉じ背すじを伸ばして実践してみましょう。次第に雑念が消え、乱れた心が整ってくるのを感じられるはずです。

ため息が体にいい理由

ため息は疲労やストレスにより滞ってしまった血液の流れをよくし、自律神経の乱れを整える効果があります。日常生活でため息をつきたくなったら、長くゆっくりと息を吐くことを心掛けましょう。

呼吸が止まる

↓

自律神経が乱れる

↓

血流が悪くなる

ため息をつきたいのに我慢すると、体内の酸素が不足した状態が続いてしまいます。そうなると、手や足の細胞や、脳、臓器などに酸素が行き渡らず、ますます血流が悪くなり、全体のパフォーマンスも下がってしまいます。

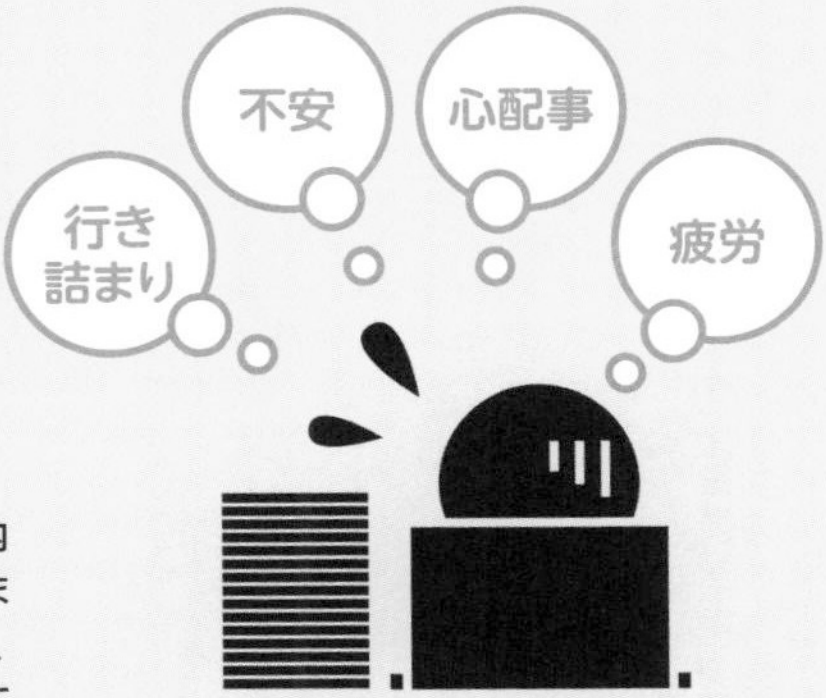

ため息の我慢は医学的に誤り！

↓

大きくため息をつく

↓

滞っていた血流がよくなる

↓

副交感神経の働きを高める

息をゆっくり長く吐き出すことで、ストレスや疲労で滞っていた血流がスムーズになり、副交感神経の働きを助けるため、心と体をリセットできるのです。

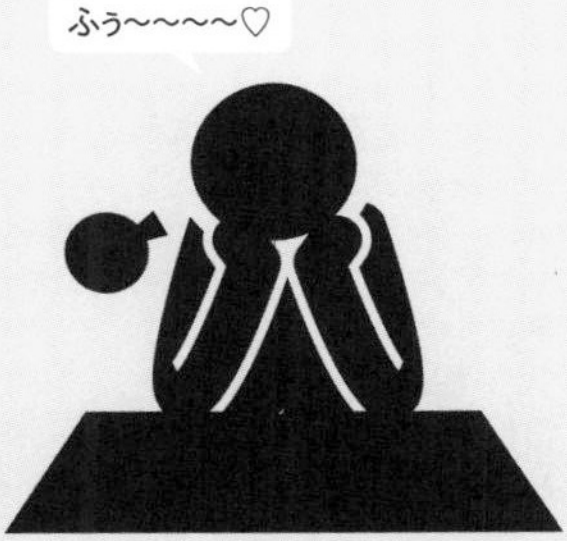

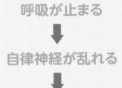

長いため息を楽しみながらつく

脳が心地よいと感じる音楽を聴く

自律神経を整える音楽の「快」パワー

「音楽」にも自律神経を整える力があります。人間の脳は元来、音楽を「快」と感じるようプログラムされています。壮大な楽曲に心が揺さぶられるのも、軽快なリズムに思わず体が乗ってしまうのも、私たちが本能的に音楽による快感を求めている証拠といえるでしょう。

心地よい音楽は自律神経にもよい作用をもたらします。よい音楽を聴くことで心身の緊張がほぐれ、副交感神経の働きが高まるのです。

では、自律神経を整える音楽とは、どのような音楽をいうのでしょうか。

第一にテンポが一定であること。**速い遅いに関係なく、一定のテンポを保っていることが自律神経の安定のためには重要です。**例えばα波の出るヒーリングミュージックは、心を落ち着かせる作用はありますが、自律神経を整える効果は期待することができません。一日の疲れを取りたいようなときは、規則的なリズムのロックを聴くことで、自律神経のバランスが正常化し、身も心もシャキッとしてきます。また、テンポの他にも音階の変化の激しくない曲のほうが、自律神経を安定させる効果が高いようです。

曲の長さは4～5分程度で、軽く聞き流せるものがおすすめ。そして何よりも大切なのが、あなた自身が好きな「ホッ」とする音楽を聴くこと。これが自律神経にとって一番の特効薬です。

脳は本能的に音楽を「快」と感じる

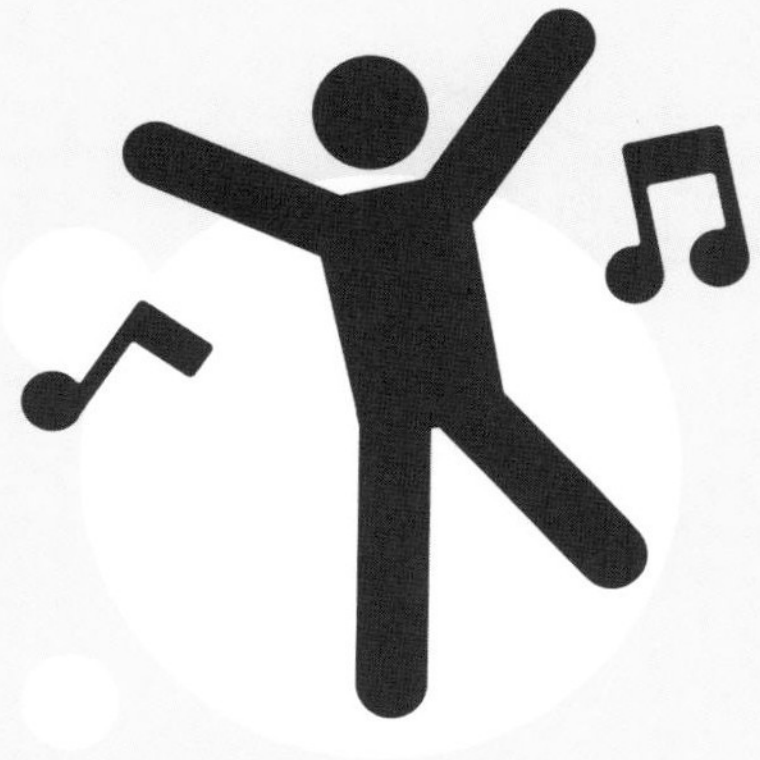

音楽を聴くことはイライラを鎮めるためにおすすめの方法。外部からの刺激によって、自律神経を司る「視床下部」が働きますが、中でも音楽は自律神経の働きをよくする効果を持っています。さらに、人間の脳は本能的に音楽を「快」と感じるようプログラムされているため、音楽を聴くことで自律神経が整いポジティブな気持ちになれるのです。

副交感神経を高める音楽

いい音楽のポイント

- テンポが一定
- 音階の変化が少ない
- 4～5分程度の長さ
（自然に聴き流せる長さ）

× **アップテンポな曲**

△ **癒し系ヒーリングミュージック**

○ **好きなロックの歌**

アップテンポの曲は元気になれそうですが、無理して聴くと自律神経を乱してしまいます。1日の疲れをとるなら癒し系の音楽よりも、規則的なロックのリズムのほうが自律神経を安定させる働きがあります。

どんなときも笑顔になれば心が落ち着く

笑顔は自律神経と免疫力の強い味方

辛いことや悲しい出来事に見舞われると、人は笑顔を失ってしまいます。そのままふさぎ込んでいると自律神経のバランスはますます悪くなり、心も体も蝕まれる一方です。でも、辛いとき、苦しいときこそあえて「笑顔」をつくってみてはいかがでしょうか。笑顔が自律神経の乱れを整え、元気を取り戻すきっかけを与えてくれるかもしれないからです。とはいえ心から笑顔になる必要はありません。作り笑いでいいので、笑顔でいる練習をしてみてください。**口角を上げることで顔の筋肉の緊張がほぐれ、血液や神経の流れが改善し、自律神経のバランスが整ってきます。笑顔には自然と心身をリラックスさせる効果があるのです。**

また**最近の研究では、「笑い」が免疫力アップにつながることも明らかになってきました。**私たちの体内で免疫の要《かなめ》として働くのが、リンパ球の一種であるナチュラルキラー細胞（ＮＫ細胞）です。ＮＫ細胞はウイルスや細菌などの病原体や、体内で発生するがん細胞を破壊する役目を担っています。そのＮＫ細胞が笑いによって活性化することが、ある実験によってわかりました。がんを患う人たちに漫才や落語を見せて大いに笑ってもらい、ＮＫ細胞の数の変化を調べたところ、笑った後のほうがＮＫ細胞の数が大幅に増えていたのです。心と体の健康を守るため、どんなときも笑顔とユーモアを忘れずにいたいですね。

常に笑顔でいることのメリット

笑顔になると自律神経のバランスが整い、心身ともに健康に。脳も活性化して、認知症の予防にもなります。さらに、免疫を高めるナチュラルキラー(NK)細胞の数も増え、がん予防にもなるため、「笑う人は健康になる」といわれています。

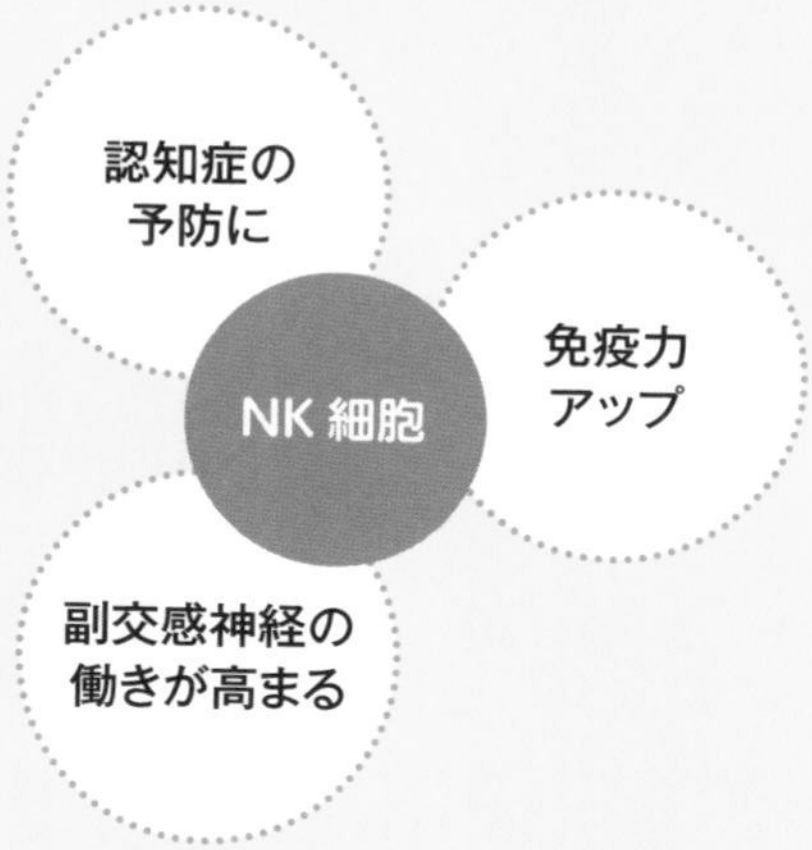
認知症の
予防に
NK細胞
免疫力
アップ
副交感神経の
働きが高まる

作り笑いも効果的

作り笑い
(口角が上がる)

↓

顔の筋肉がほぐれてリラックスする

↓

副交感神経の働きが活発になり、
自律神経のバランスが整う

口角を上げて笑顔をつくると副交感神経の働きが高まるというデータがあります。心から笑うだけでなく、口角を軽く上げるだけでも同様の効果が得られます。反対に怒ったり、イライラしたりすると自律神経が乱れて血管が損傷を受け、老化のスピードが加速します。

心の安定をもたらす1日1ヵ所の片付け

散らかった部屋がストレスの原因に

仕事のプレッシャーや人間関係のトラブルだけがストレスの原因ではありません。部屋中に物が散らかっている、キッチンや浴室が汚れているなど、生活環境の悪さも自律神経を乱すストレスの原因となります。心身ともによい状態をキープしたいなら、身の回りを清潔に保ち、心地よく暮らせる環境を整えることも重要です。

さらに**「片付ける」という行為そのものにも自律神経を整える効果があります。**ゴチャゴチャした物が整理されたり、汚れた部分がピカピカになったりする様子を見るうちに、心まで晴れ晴れとしてきた経験はありませんか。自律神経を整えるスイッチをオンにするための日課として、片付けや掃除を上手に活用してほしいのです。

ただし、いくら片付けたいからといって、あちこち無計画に手をつけるのは逆効果。交感神経が過剰に高まり、かえって自律神経を乱れさせてしまいます。**その日に片付けたい場所を1ヵ所だけ、それも引き出し一段、棚一列など、できるだけ細かく区切って決め、無理なく行うようにしてください。時間は30分以内を目安に。それ以上延長すると集中力が途切れ、今度はなかなか片付かないことにイライラし始めてしまいます。**こうなってはせっかく安定した自律神経を再び乱すことになりかねません。「1日1ヵ所30分以内」を守り、リフレッシュ気分で取り組むとよいでしょう。

整理整頓すると自律神経が整う

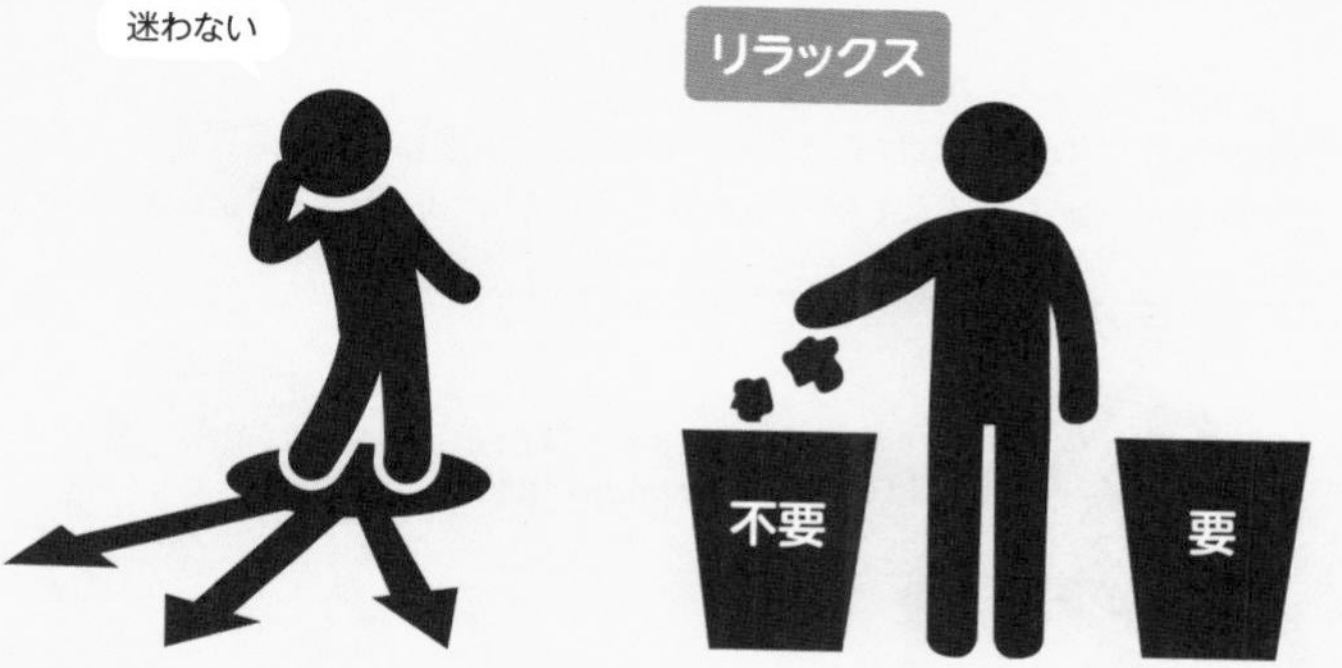

不要なものは処分して環境がすっきりすることで、気持ちが落ち着き、迷いがなくなります。さらに、片付けという行為そのものにも副交感神経を高め、気持ちをリラックスさせる作用があります。

おすすめの整理術

クローゼットを片付ける

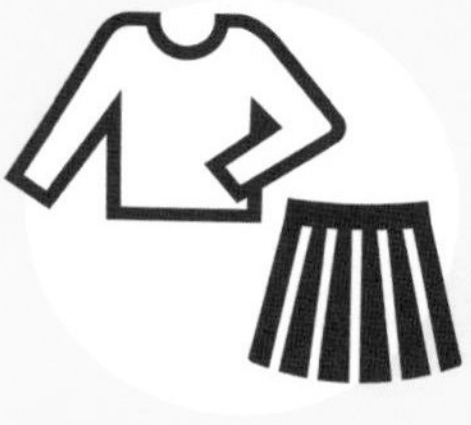

毎朝使うクローゼットの整理整頓から始めるのがおすすめ。必要なものだけできちんと整理されていると、朝の準備が快適になり心も体も充実します。

30分以内に

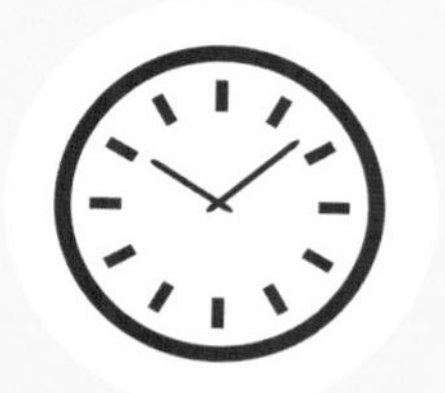

「集中力が鈍っていたときに」「仕事終わりに」と1日の中で時間を決めてやると効果的。逆に急いでいるときの掃除は自律神経が乱れてしまいます。

1日1カ所にする

全部きれいにしようと頑張りすぎると、自律神経が乱れる原因に。「引き出しの一番下」や「書棚の一列」などと場所を決めて少しづつ片付けることがポイントです。

column

過呼吸になりそうと感じたときの対処法

タッピングで心を落ち着かせる

息苦しさを感じたり、過呼吸になりそうな予感がしたら、人差し指から薬指までの3本の指先を使って、手の甲や頬を一定のリズムで触れるか触れないかぐらい感覚でタッピングしましょう。

手の甲

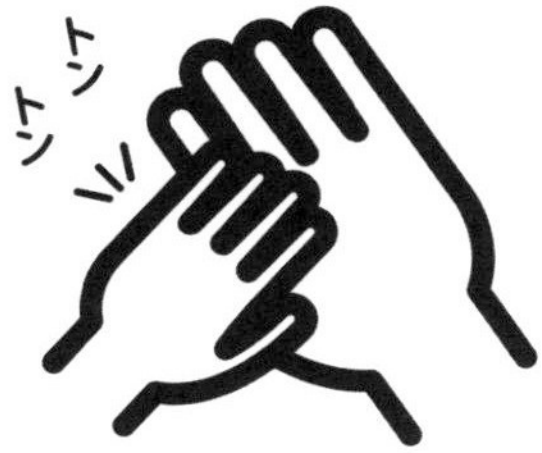
トン
トン

顔

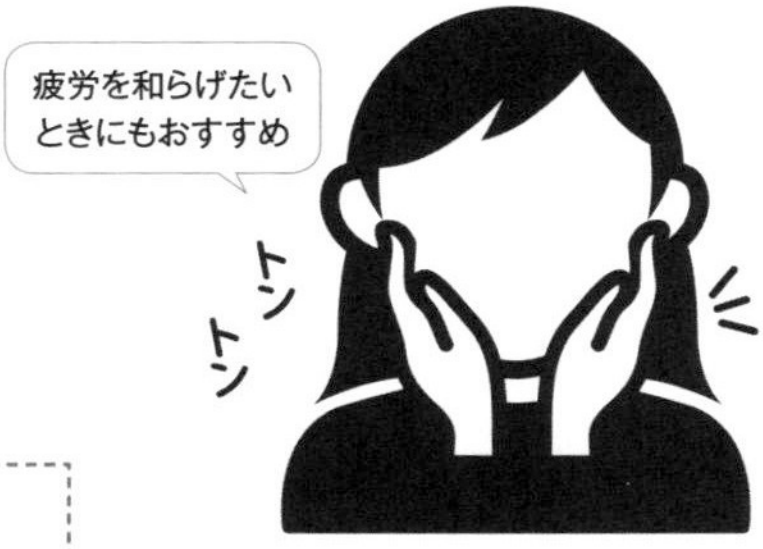
疲労を和らげたい
ときにもおすすめ
トン
トン

NG

よく知られているペーパーバック法（口に紙袋をあてて中で呼吸する方法）は推奨されていません。

＼ **こんなときにもオススメ!** ／

体が緊張しているとき、疲労を緩和したいとき

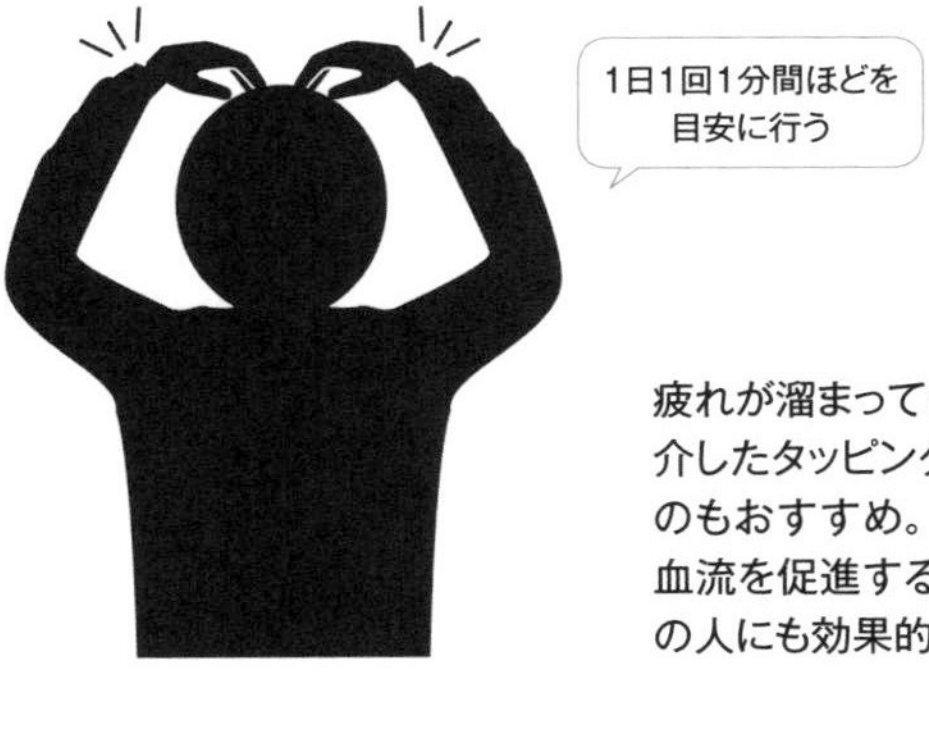
1日1回1分間ほどを
目安に行う

疲れが溜まっているなと感じたら、上記で紹介したタッピングと同じ要領で頭を刺激するのもおすすめ。副交感神経を活性化させ、血流を促進するので、肩こりや頭痛予備軍の人にも効果的です。

第5章

自律神経を整える運動

自律神経を整えるには運動がおすすめ

適度な運動で血流を促す

運動は自律神経を整えるうえで必要不可欠なものです。デスクワークなどで長時間座ったままでいると、当然血の巡りが悪くなります。自律神経にとって血流悪化は大敵！ 血流が停滞すると、細胞に栄養が行き渡らず不調の原因となり、ひいては自律神経のバランスを崩すことに……。

この悪循環を解決してくれるのが運動です。例えば、デスクワークの合間に20回スクワットをする。これだけで滞っていた血流が改善され、おのずと自律神経が整ってきます。また朝夜のストレッチもおすすめ。寝起きは体が縮こまっているので3～5分簡単なストレッチをします。就寝前も同様。疲れやこりをとるためにストレッチをして体をほぐします。わざわざジムに通う必要はなく、家でできるスクワットやストレッチなど、日々体を動かすよう少しだけ意識すればいいのです。

他にも、日常的な習慣をちょっと変えるだけで血流を促す運動になります。エスカレーターやエレベーターを使わず階段を上り下りする。歩くときは背筋を伸ばして理想的な姿勢を保つ。そんな簡単なことでも十分血流は改善されます。また、血流がよくなると、肩こりや頭痛、冷え性、むくみの解消、基礎代謝のアップ、内臓機能の向上などにもつながり、あらゆる体の不調の改善に役立ちます。こうした適度な運動は気分を爽快にしてくれ、精神面の健康にも効果大です。

日常生活の中で運動するクセをつける

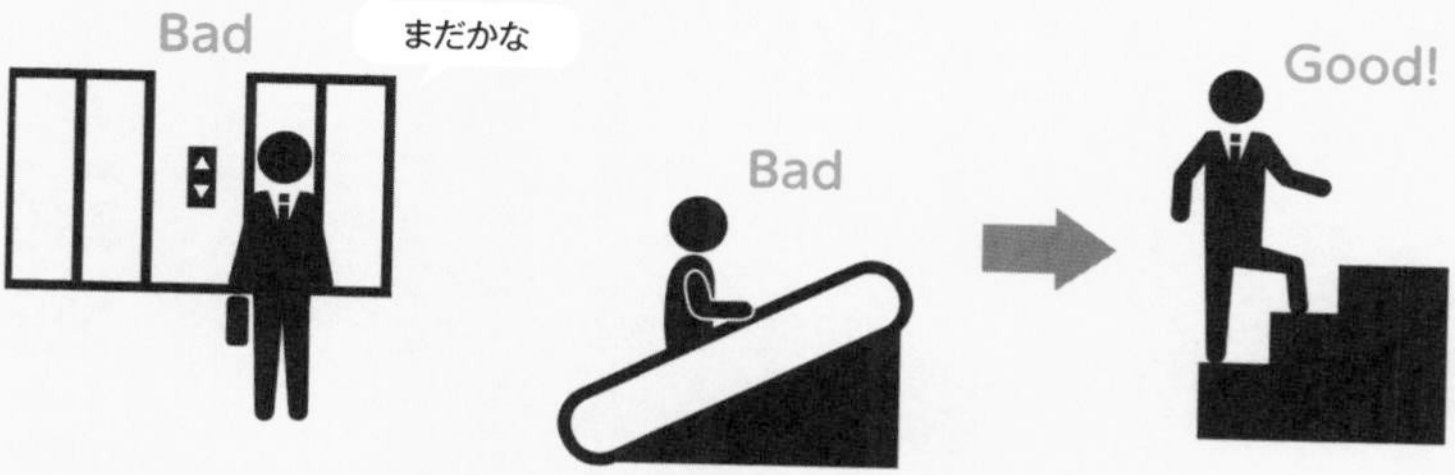
Bad
まだかな
Bad
Good!

日常生活で簡単にできる運動といえば階段の上り下り。エスカレーターやエレベーターは極力使わずに階段を使えば、それだけでトレーニングになります。

理想的な姿勢で歩けば自律神経が整う

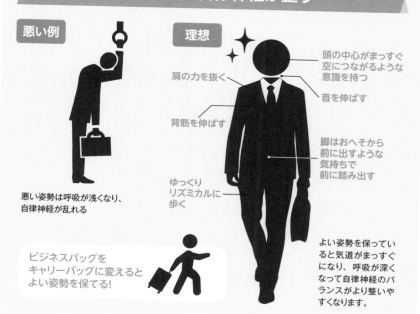

悪い例

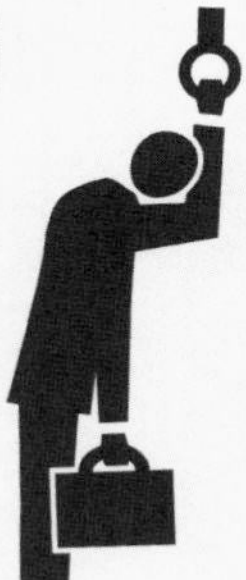

悪い姿勢は呼吸が浅くなり、
自律神経が乱れる

理想

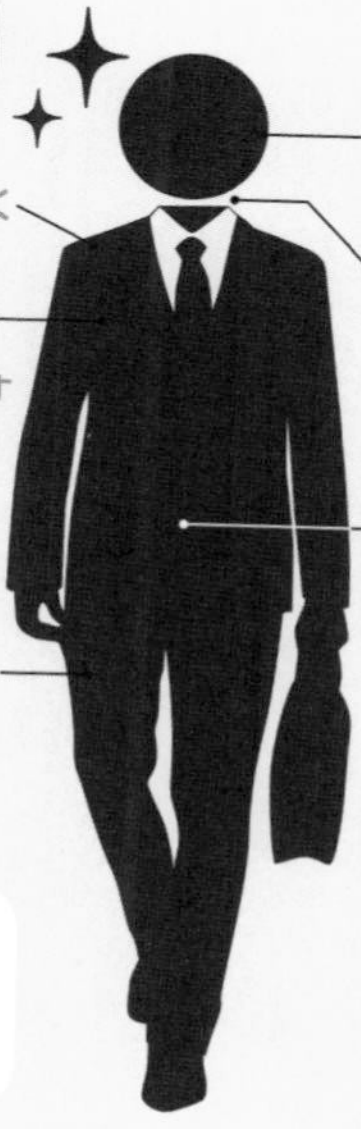
頭の中心がまっすぐ
空につながるような
意識を持つ
肩の力を抜く
首を伸ばす
背筋を伸ばす
脚はおへそから
前に出すような
気持ちで
前に踏み出す
ゆっくり
リズミカルに
歩く

よい姿勢を保っていると気道がまっすぐになり、呼吸が深くなって自律神経のバランスがより整いやすくなります。

ビジネスバッグを
キャリーバッグに変えると
よい姿勢を保てる!

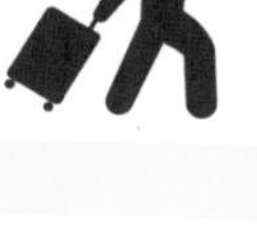

ハードな運動は自律神経に悪影響

あえて軽い運動が効果的

運動が自律神経によいとはいえ、どんな運動でもOKというわけではありません。そもそも、運動をすると呼吸は速く浅くなって交感神経が極度に高まり、それに伴い副交感神経のレベルはぐんと低下します。つまり、自律神経のバランスを逆に崩すことになるのです。極端な例では、短距離走の一流選手は100メートルをほぼ無呼吸状態で走り切ります。これでは血流は悪くなり血液や酸素が全身に行き渡らず、老化を促す活性酸素が発生してかえって体に悪影響を与えかねません。

では、どんな運動がベストなのか？　それは、ウォーキングのような軽い運動です。近年は健康ブームで毎日ランニングをする中高年も多くいますが、ランニングでは運動量が多すぎます。呼吸が速く浅くなり、副交感神経の働きの低下は必至。ただでさえ30代を過ぎると副交感神経の働きは悪くなっているので要注意な運動法なのです。

この点、**ウォーキングなら体に負担がかからず、ゆっくり深い呼吸ができるので自律神経を整えるには最適。副交感神経を高く保ったまま血流を促すことが可能です。自律神経にとって必要なのは、体が温まり血流がよくなる程度の軽い運動。ハードな運動は筋力や運動能力の向上には効果的ですが、自律神経のためにはなりませんよ。**ウォーキングや、この後紹介するスクワットやストレッチなど、誰にでもできる軽い運動が一番おすすめです。

「一気に頑張って早く結果を出したい!」という考え自体、自律神経の乱れの可能性大

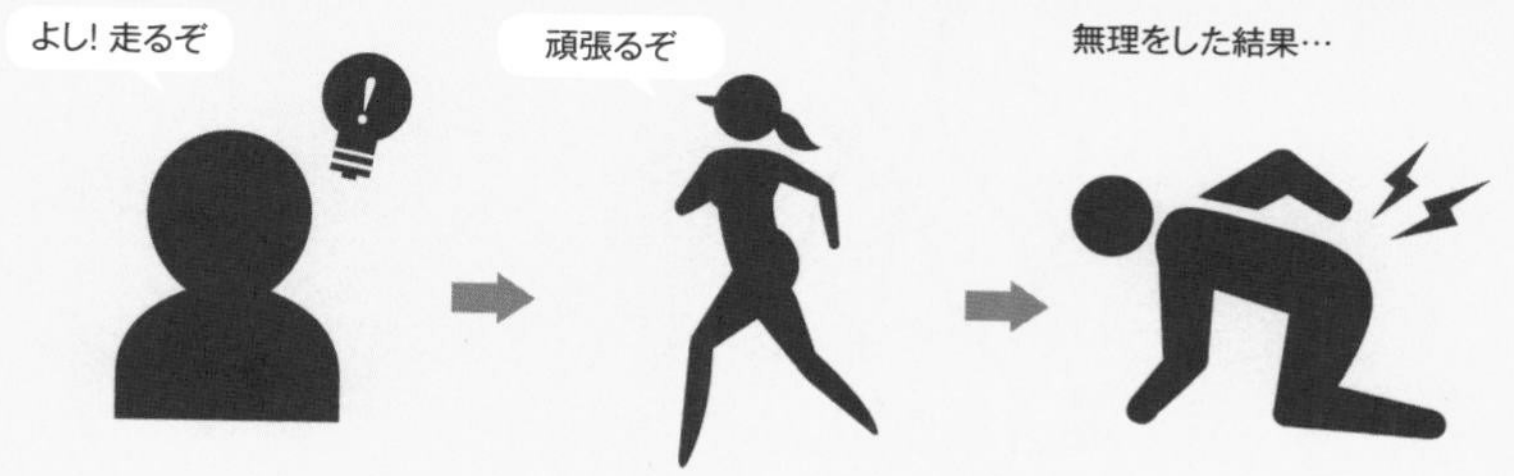
よし! 走るぞ
頑張るぞ
無理をした結果…

自律神経のバランスが乱れていると、視野が狭くなる傾向があります。こうなると、運動を始めるにあたって「今すぐ結果を出したいから1時間走る!」と意気込んでしまいがちに。しかし、急に激しい運動を始めること自体が明らかに体への負担大。はやる気持ちを落ち着かせてウォーキングなどから始めることが賢明です。

自律神経の安定を目指すならランニングよりウォーキング

運動能力を高めたり、筋力を向上させることが目的ではないなら、ストレッチやウォーキングで自律神経を整えながら運動をするのがベター。また、加齢による筋力低下や血流の悪化などの改善のためにさらに効果の高い運動を求めるならこの後に記述するスクワットがおすすめです。

ランニングなどの

激しい運動

呼吸が浅くなるほどの運動は交感神経が異常に高まる上に、副交感神経の働きが下がってしまう。また、活性酸素が大量に発生して、老化を早めてしまうリスクもあります。自律神経を整えるのにハードな運動の必要はありません。

ストレッチやウォーキングなどの

軽い運動

ゆっくりと深い呼吸ができるような運動は、自律神経は安定したままで体に負担がかかりません。

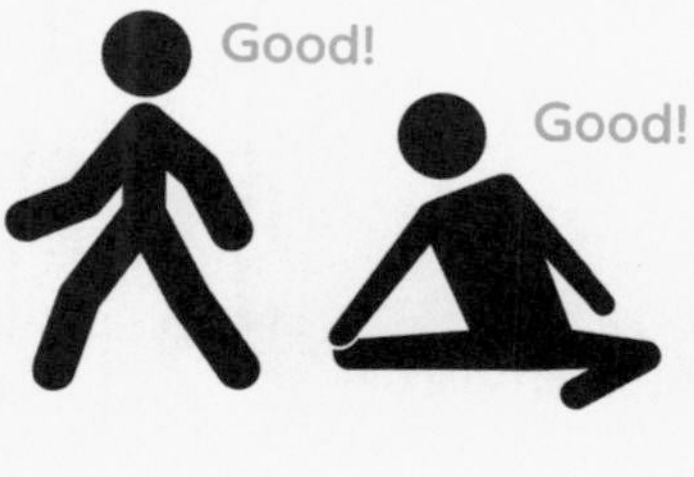
Good!
Good!

眠りが深くなる!
魔法の1分ストレッチ

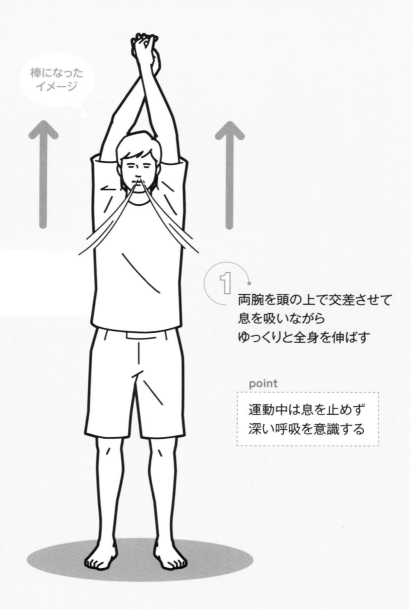

1

両腕を頭の上で交差させて
息を吸いながら
ゆっくりと全身を伸ばす

point

運動中は息を止めず
深い呼吸を意識する

2 息を吐きながら
4秒かけて体を右に倒す

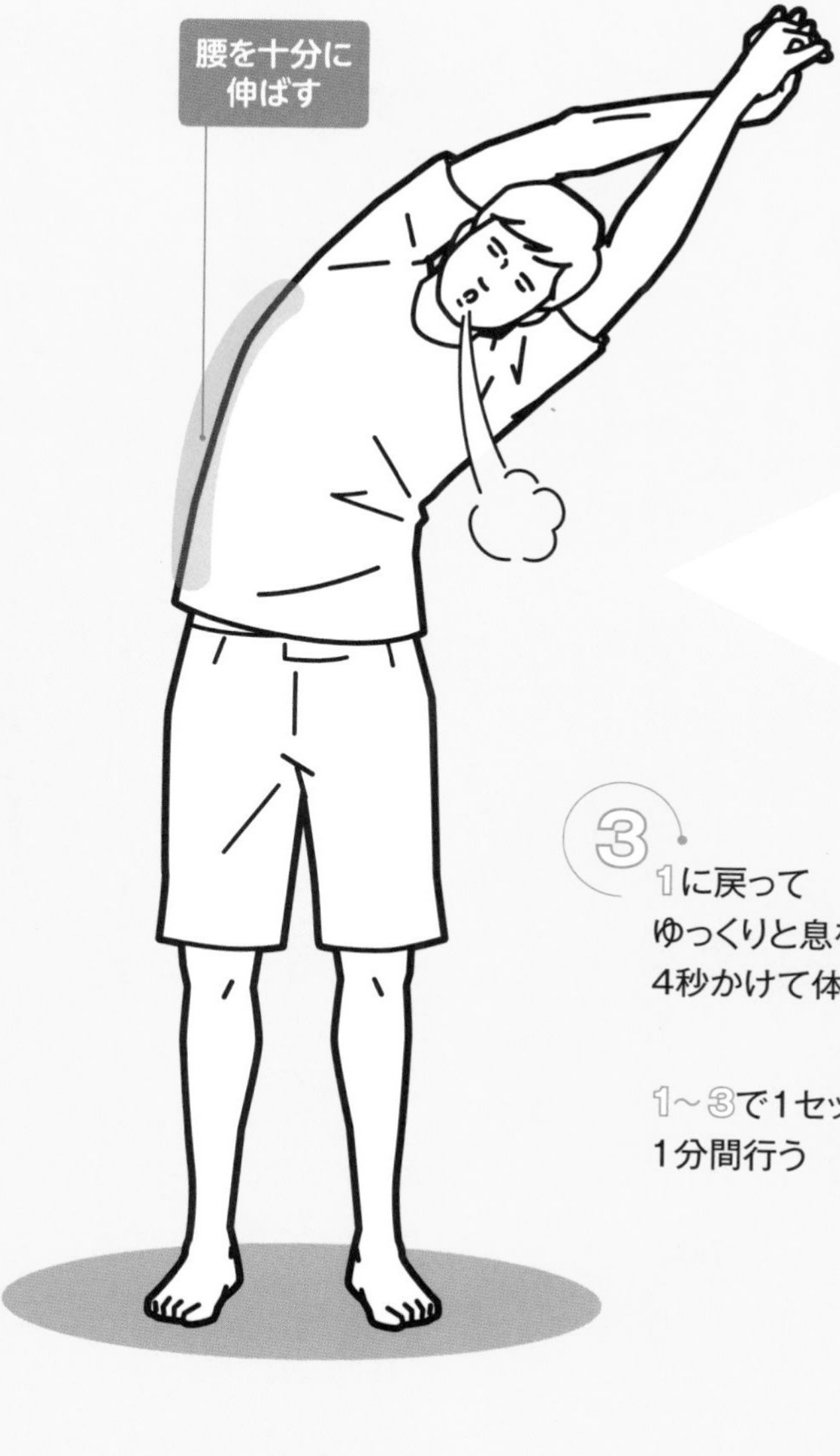

3 1に戻って
ゆっくりと息を吸い
4秒かけて体を左に倒す

1～3で1セットを
1分間行う

自律神経が整う小林式スクワット

スクワットは正しい姿勢で

かがむ動作を繰り返すスクワットは、手軽にできる運動の一つ。この**スクワットは自律神経のバランスを整えるためにも非常に効果的です。**もともとは足腰の筋肉を鍛え、下半身を引き締めることを目的に行う運動ですが、同時に下半身のポンプ機能が促進され、全身に血液がスムーズに流れるようになります。つまり、血流がぐんとよくなるのです。さらに、ゆっくり深く呼吸をしながら行うことで、副交感神経を活性化することもできます。簡単な運動ですが、いくつかポイントが。

1 朝と夜に毎日行う

2 深く呼吸しながら行い、腰の上げ下げは各4秒

3 痛みを感じたらすぐにやめる

また、必ず正しいフォームで行うことも重要。間違ったフォームで続けていると十分な効果が得られず、足腰に負担がかかりケガや痛みの原因となる可能性も。**最も気をつけたい点は、常に上半身をまっすぐに保つこと。体が前傾すると肺が圧迫され、深い呼吸ができなくなるからです。**正しい姿勢を保ちつつ、腰を落とすときに口から息を吐き、上げるときに鼻から吸うように呼吸をするとより効果がアップします。また、ひざは、気持ちのよい所まで曲げれば充分なので90度以上曲げないように。ひざを痛める原因になります。また、かがんだ際にひざがつま先より前に出るのもNGなので気をつけましょう。

自律神経を整えるのに最適な運動「スクワット」

スクワットは、かがむ動作を繰り返す運動です。この繰り返しの動作が全身の6割もの筋肉が集中している下半身のポンプ機能を働かすことができるので、血液が全身へスムーズに運ばれます。ポイントは深い呼吸をしながら正しいフォームで行うという2点です。

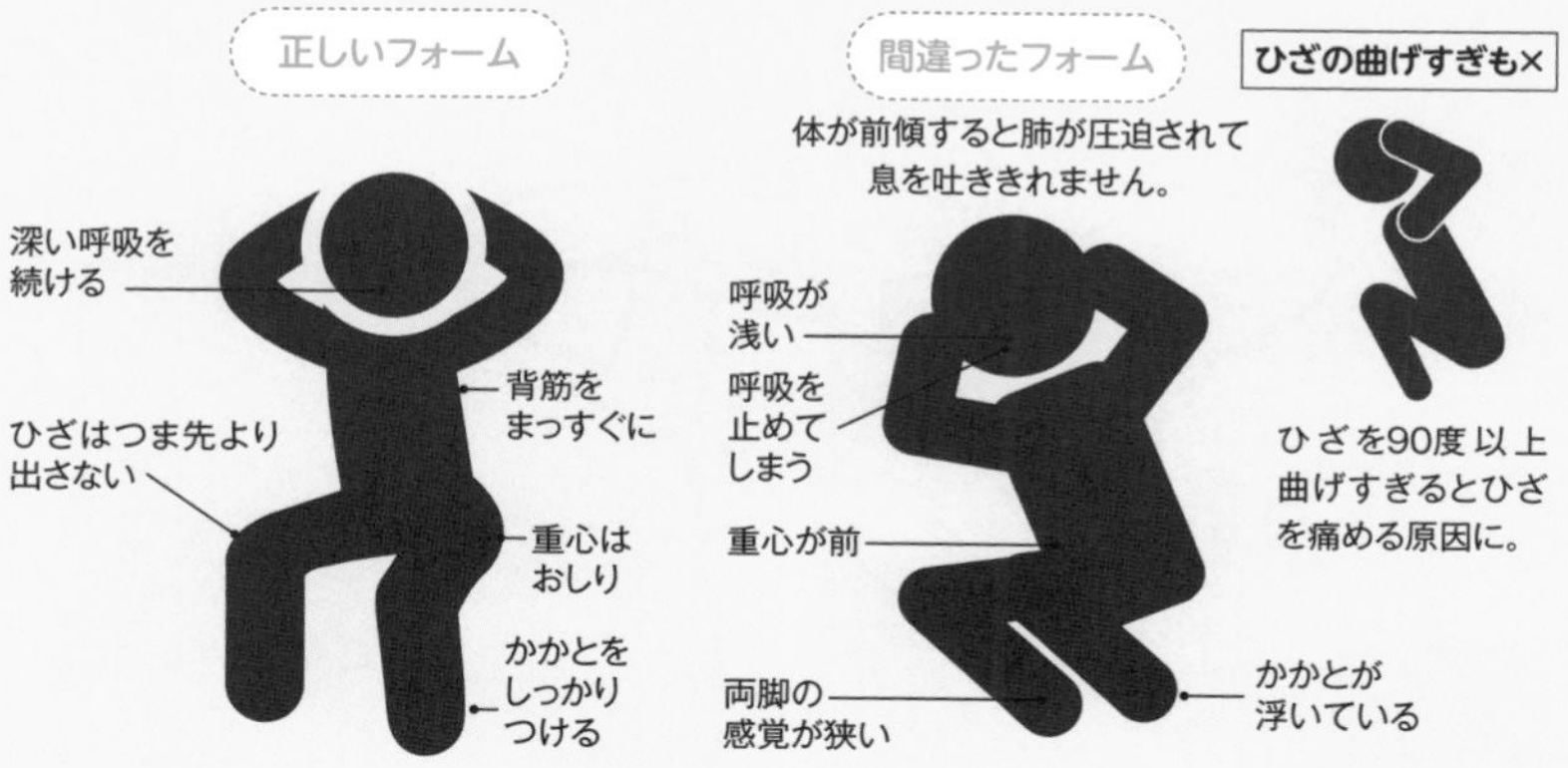
正しいフォーム
深い呼吸を続ける
背筋をまっすぐに
ひざはつま先より出さない
重心はおしり
かかとをしっかりつける
間違ったフォーム
体が前傾すると肺が圧迫されて息を吐ききれません。
呼吸が浅い
呼吸を止めてしまう
重心が前
両脚の感覚が狭い
かかとが浮いている
ひざの曲げすぎも×
ひざを90度以上曲げすぎるとひざを痛める原因に。

自律神経の安定だけじゃない「スクワット」の恩恵がすごい

正しいフォームでスクワットを行うと、全身の筋肉を使って効率よく全身の筋肉が鍛えられます。

歯を食いしばる

- 認知症の予防

大腰筋が鍛えられる

- 腰痛やぎっくり腰を防ぐ

筋肉量が増える

- 若々しくなる
- 基礎代謝が上がり痩せやすくなる

血流がよくなる

- 肩こり、首こりの改善
- 冷え性の改善
- 脳梗塞、糖尿病のリスクを下げる
- 頭痛の改善

腸が動く

- 便秘改善

運動はこれひとつでOK！
全身スクワット

1

息を吐きながら
ひざが90度になるまで
4秒かけて腰を落とす

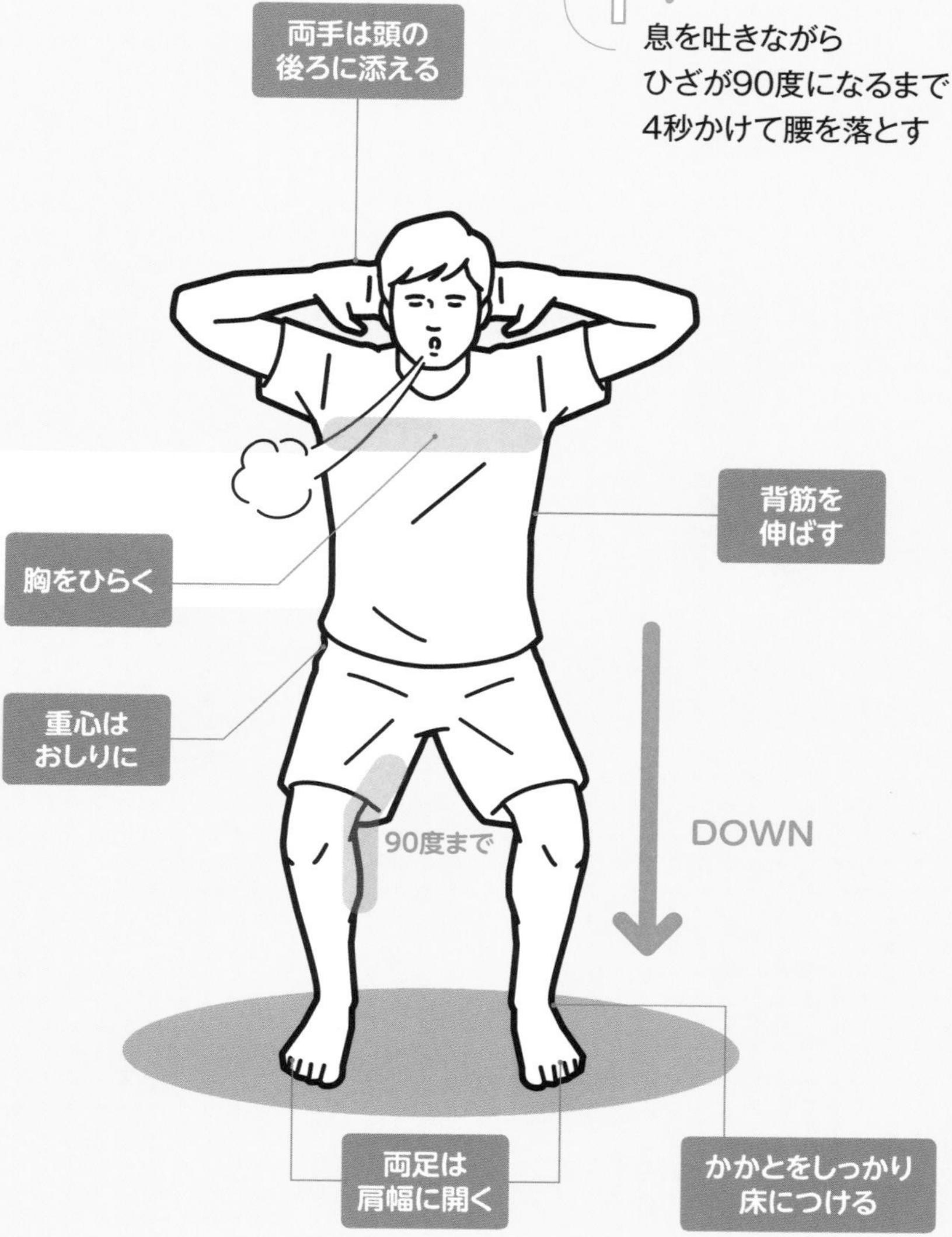

両手は頭の
後ろに添える
背筋を
伸ばす
胸をひらく
重心は
おしりに
90度まで
DOWN
両足は
肩幅に開く
かかとをしっかり
床につける

2 息を吸いながら 4秒かけてひざを伸ばす

point

運動中は息を止めず
深い呼吸を意識する

UP

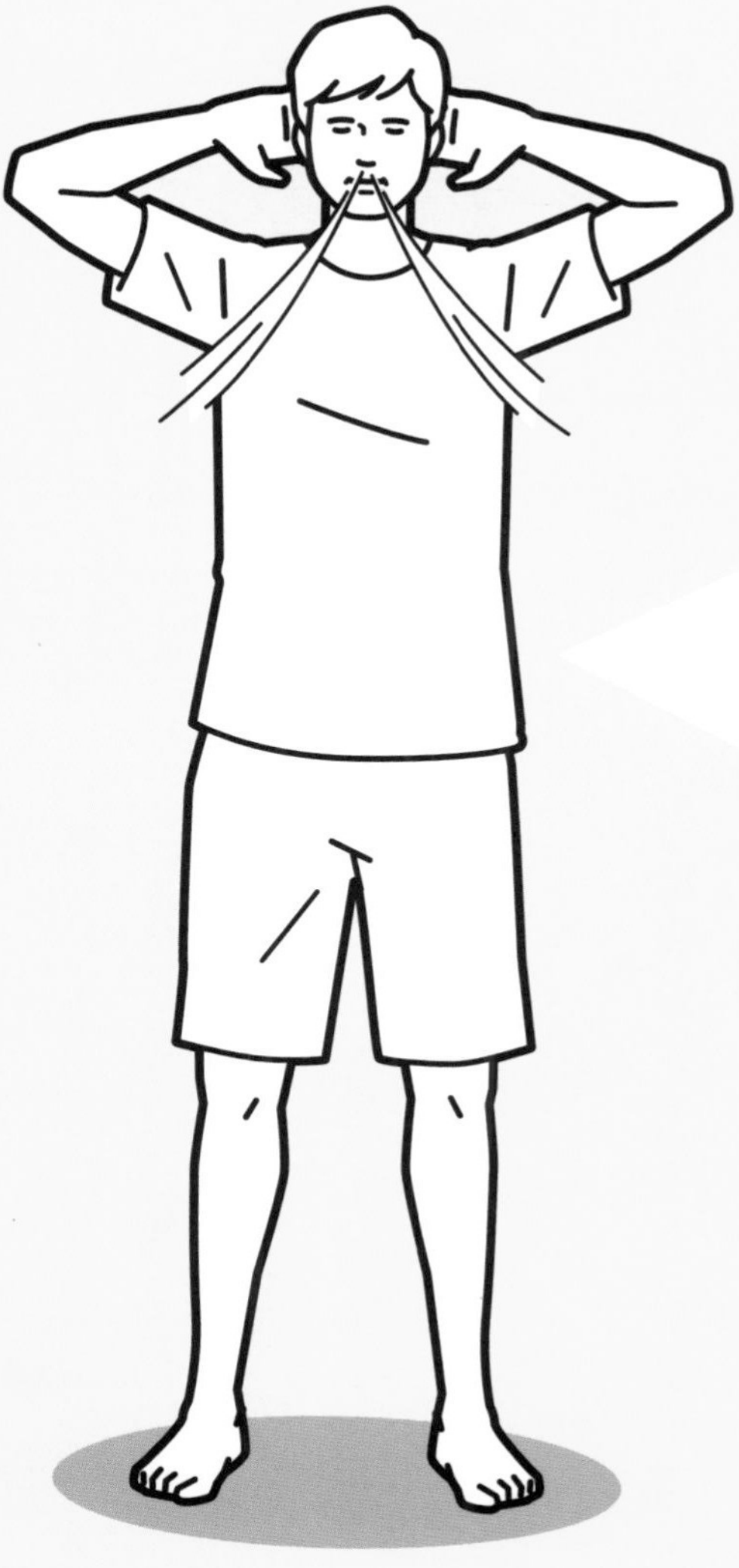

1→2で1回と
カウントします

朝と晩で20回
ずつ行う

おわりに

これまでの章で自律神経が乱れることの悪影響をたくさんお話ししておいて唐突だと思われるかもしれませんが、「自律神経は乱れるもの」と考えておいてください。

また、自律神経を乱すものを排除しすぎて、ストレスを感じてしまうことも自律神経を乱す大きな要因になってしまいます。


大切なのは乱れないように、乱さないように頑張ることではなく、乱れたときに元に戻せるリカバリー力です。

少しくらい乱れてもそれが続かないかぎり、体にとってそれほど負担にはなりません。

体も心も鍛えることで強くなります。

本書の中で、「朝コップ1杯の水を飲む」だとか、「作り笑顔でも構わないので口角を上げる」ことなど、また運動では3分ほどでできるスクワットとストレッチを紹介していますが、こういった短時間でもすぐにできそうなことから一つでも生活に加え、ルーティン化してしまうと続けやすいと思います。

こうした習慣を続けて頂ければ、もうあなたの自律神経は自分で主導権を握ったと言っても過言ではありません！

順天堂大学医学部教授　**小林 弘幸**

著者

順天堂大学医学部教授　**小林弘幸（こばやし ひろゆき）**

順天堂大学医学部教授。日本スポーツ協会公認スポーツドクター。スポーツ庁参与。順天堂大学医学部卒業、同大学院医学研究科を修了。ロンドン大学付属英国王立小児病院外科、アイルランド国立小児病院外科での勤務を経て、現職。自律神経研究の第一人者として、トップアスリートや文化人のコンディショニング、パフォーマンス向上指導に携わる。『医者が考案した「長生きみそ汁」』（アスコム）、『死ぬまで歩くにはスクワットだけすればいい』（幻冬舎）など、著書も多数。

【参考文献】

『自律神経を整える最高の食事術』（宝島社）『自律神経を整える習慣・運動・メンタル』（池田書店）

『ゆっくり動くと人生がすべてうまくいく』（PHP研究所）『死ぬまで歩くにはスクワットだけすればいい』（幻冬舎）

BOOK STAFF

編集　今井綾子　堀内洋子（オフィスアビ）

編集協力　高野 愛　菅原夏子

装丁・デザイン　成富英俊　髙橋奈央　中多由香　日笠榛佳　益子航平（I'll products）

カバーイラスト　大下哲郎

イラスト（P120-121、124-125）　千野エー

校正　玄冬書林

眠《ねむ》れなくなるほど面白《おもしろ》い

図解《ずかい》 自律神経《じりつしんけい》の話《はなし》

2020年 3月 1日　第1刷発行

2023年 7月 10日　第36刷発行

著　者　小林《こばやし》 弘幸《ひろゆき》

発行者　吉田 芳史

印刷・製本所　株式会社 光邦

発行所　株式会社日本文芸社

〒100-0003

東京都千代田区一ツ橋1-1-1 パレスサイドビル8F

TEL.　03-5224-6460［代表］

内容に関するお問い合わせは、小社ウェブサイトお問い合わせフォームまでお願いいたします。

URL　https://www.nihonbungeisha.co.jp/

Printed in Japan　112200221-112230628Ⓝ36　（300028）

ISBN 978-4-537-21776-6

編集担当：上原